「ここで一緒に暮らそうよ」

～地域包括ケア時代へのメッセージ～

道南勤医協江差診療所
大城　忠

〈目次〉

Ⅲ　研修医たちと一緒に成長していく

カバー・本文さし絵：佐々木こづえ

はじめに

私には、かつてどうしても言えなかった言葉がある。それは「ここで一緒に暮らそうよ」だが、この声かけが簡単には口に出来なかった。決意と裏打ちが必要な責任あるよびかけだったからだ。

いまこの町で一生懸命生き、終えていく人たちのこと、それを支える現在進行形の医療の最前線である地域のとりくみを知ってほしいと言う私の思いは一層強くなっている。

私は北海道・江差町にある道南勤医協江差診療所の医者だ。

沖縄で生まれ、基地の町、嘉手納で育った。雪を見たくて北海道大学医学部に入学した。出来の悪い医学生で、やっとの思いで医者になり、北海道に住みついた。36歳で現在の江差診療所に所長として赴任させてもらった。

江差に来る前は、同じ勤医協の函館稜北病院に勤務していた。

私には、忘れられない親子がいる。その親子は、道南勤医協の診療所や函館稜北病院にずっと通ってくれていた。

息子は70歳過ぎで亡くなった。90歳を超えた母親は、その翌年、息子の後を追うように亡くなった。はじめは、酒飲みだった息子が受診していた。不摂生で糖尿病や脳梗塞が悪化し、入退院を繰り返した。それでも弱音は吐かず、口だけは達者だった。

「おい、大城！」いつも呼び捨てだった。

「もっとちゃんと治してくれ。飯がまずい。たまには、酒でもつけれや」

入院中も笑いながら、文句ばかり言っていた。私は彼との短い会話が楽しみだった。

息子の病状は、次第に悪化した。やがて、車いす生活になり、一人では何もできない身体になっていった。病院では、患者さんを長期間入院させることができなかった。私たちは、仕方なく他に受け入れてくれる病院を必死で探し、紹介状を書いた。息子は体に障害があり、自力で生活するのは難しかった。しかも金銭的な理由から福祉施設にも入れなかった。自己負担の少ない病院を転々とし、何とか生活していたようだ。

母親の方も、2週間に1回ほど私の外来にやってきた。肩こりをやわらげる注射と、栄養剤の点滴をして帰るようになった。その間、息子の話を聞かせてくれた。

「息子はかわいそうな子でね。私に子どもができなかったから、10歳を過ぎてから養子として育てたの」。母親によると、息子には、子どもが二人いて、男手ひとつで苦労して育てたという。

「やんちゃだったけど、よく働く息子だった。風呂屋で15年も、朝9時から夜12時まで働いたんです」とつとつと語る母親の言葉には、息子への思いやりがあふれていた。小さな子どもだった二人の女の子は、いつのまにか素敵なお母さんになっていた。いつも、おばあちゃんを私の外来に送ってきてくれた。あいさつも忘れない。その姿に、この子らを慈しんで育てた祖母である彼女を思った。孫たちが

「おばあちゃんをありがとうございます。お父さんは、別の病院に移りました」と教えてくれた。背中を向けてもらい、母親の小さな肩にゆっくり注射をする。うつむきながらポツリポツリと、問わず語りが始まる。

「先生、息子がまた別の病院に行きました。もう少し自分で動ければ家に帰れるのにね。夜中に倒れても、私では抱き起こせないから」時には、ぐちを聞かされた。それでも笑いながら話してくれる明るさが救いだった。

「先生、いつまでたっても我儘な子だ。お小遣いの心配をせねばなんない」

「先生、息子が『ババ！　あまり来ないからくたばったと思った』って言っていた」

「先生、10日に息子の病院に支払いだ。おむつ代が大変。あんたの葬式代ないよって言ってやった」そんな話を、ただただ

「そうか、うん、うん」と聞いては、注射をした。

ある日、いつものように診察をしていると、母親がぽつりと言った。

「先生、息子が言っていた。『ババは良いなー、勤医協に行けて。俺も行きたいなあ。俺も大城先生に会いたいなあ。』って。寝たきりで動けないくせにね」

私はそれを聞いて、不覚にも涙を流してしまった。それからしばらくして

「先生、息子が鼻から管を入れました。先生、息子が酸素をつけるようになりました。返事をしなくなったんです。先生、息子はもう分らないんでしょうか?」そう問われて、何度か息子に会いに行った。すでに意識はなかった。ある日、母親は

「先生、息子が死にました」と診察室で泣いた。誰も呼ばず、家で葬式をしたと言っていた。

それから一年経たないうちに、彼女も消化管出血で、他の病院に転送することになった。

「どこにも行きたくない。ここに居たい」とすがるように言った。

「外科のある病院でないとダメだ。ちゃんと会いに行く。治ったら勤医協に戻してくれと頼んだから」そう約束して転送した。慌ただしい日々のなかで、私が一度も見舞いに行けないうちに、息子の後を追うように亡くなった。

私には、二人に言えなかった言葉がある。それは、

「ここに居ていいよ。大丈夫、みんなと一緒に頑張るから」と言う主治医としては、当然すぎる言葉だった。長く付き合ってもらい、慎ましく、優しい絆を見せてもらった家族。最後の約

束を守れなかった悔いと一緒に、いまも思い出す。

１９８６年に江差診療所を開設。それから3年半で江差の勤務を終えた。やがて、函館・八雲の病院や診療所を転々とした。そうこうするうちに、診療所の開設から20年以上の歳月が過ぎていた。

人生には、予期出来ないこともある。なんとまた江差診療所に赴任することになったのだ。20年ぶりのことだった。もはや、自他ともに認める若くて元気な青年医師だったあの頃とは違う。今度は、運営が難しくなった入院ベッドを廃止する役割を持っての赴任だった。

地域のみなさんにとって、宝のような入院ベッドを廃止するというのだ。喜んで同意できるようなことではない。来る日も来る日も、話し合いは延々と続いていた。私は、こうした話し合いを重ねる中で、地域の人たちの不安やつらさをやっと理解出来るようになった。同時に、医療崩壊という言葉を実感せざるを得なかった。

函館にいても江差にいても、「ここに居たい」と言ってくれる患者さんを、よその町に、よその病院に紹介してきた。思いに沿うことはできず、そこで彼らとの付き合いは終わり、その後を知ることはなかった。小さな病院、診療所の役割上、長期間の入院は叶わず、ほかに方法は選択できなかった。

江差診療所から入院ベッドがなくなった。

だがそこから、新たな支え合いが生まれている。地域のみなさんに助けられ、医療や介護を担う人たちとの連携が進み、一人ひとりの患者さんとのつながりを保てるようになったのだ。

「ここで一緒に暮らそうよ。みんな一緒に頑張るから」今なら、言えるような気がする。恋人や家族に言うように、さりげなく告げたい大切な人たちが、ここにいる。

静かに小さくなっていく町の中、医者という仕事のおかげで、この町で暮らす人たちと一緒の時間を紡ぐことができる。つらいこともあるが、結構楽しい。

Ⅰ　私の江差恋歌

町・人・くらし

春夏秋冬

江差は、「たば風」の町といわれる。冬、北北西から西北西の季節風「たば風」が吹き渡る。雪に覆われた小さな町を「ヒュー!!! ヒュー!!!」強い、先の尖った冷たい風が束になって襲ってくる。海から吹きつけ、押し寄せる雪まじりの強風は、切り裂くように冷たい。

古い家に住んでいる高齢者たちの体に、容赦なく隙間風が突き刺さる。飛ばされてきた雪が玄関前につもり、一人暮らしの老いた人が長い時間をかけて屋外とのつながり分だけの雪かきをする。最近では、灯油代も節約しないといけないから、早々に布団に入って長い夜が過ぎるのを待つ。

「大変だねー、歳とって雪かきなんて」

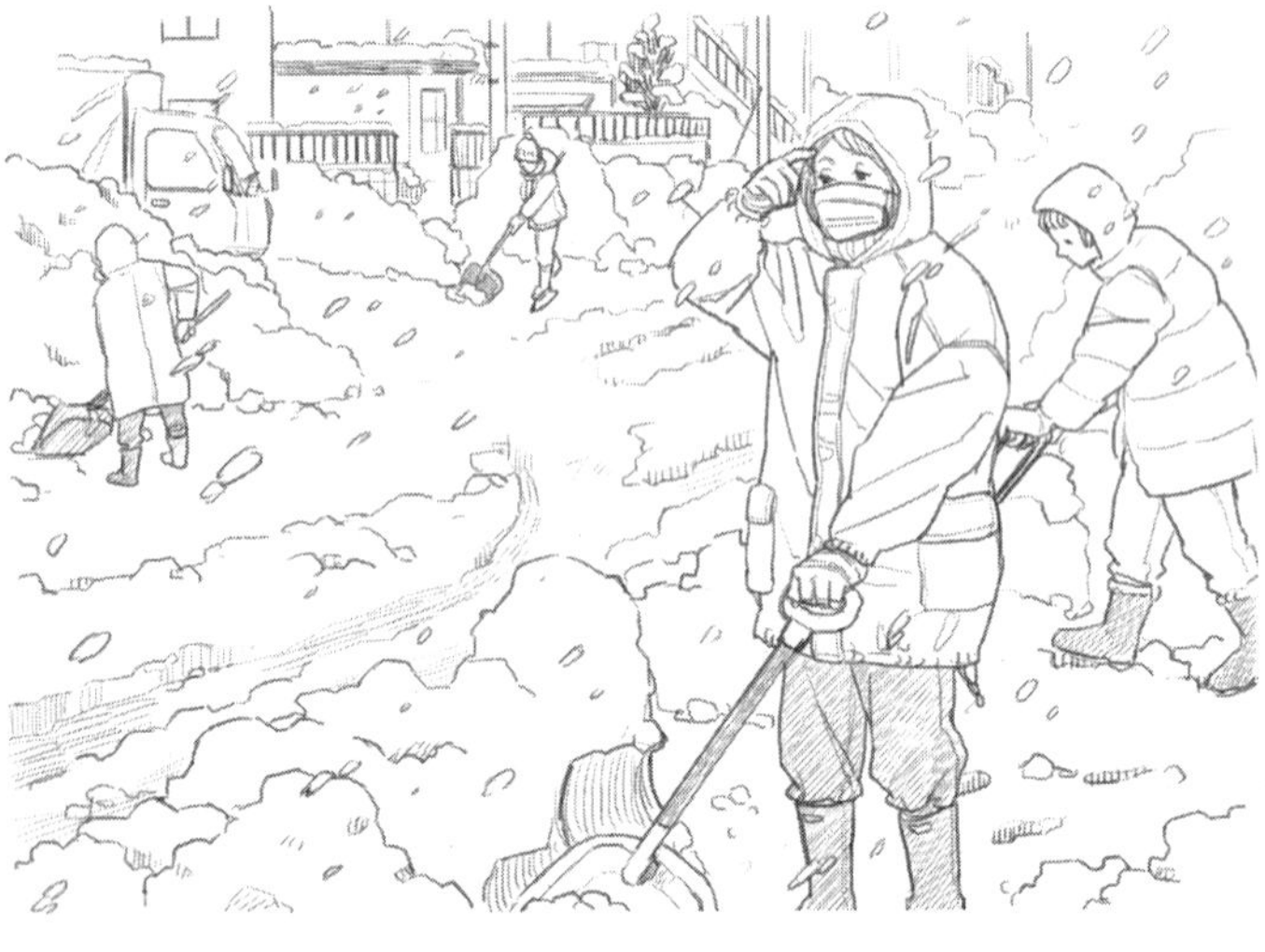

「仕方ないさ、運動だし」と返事が返る。

寒く厳しい北海道の田舎。せめて、お隣さんたちと助け合って、暖を取り合って生きてきた。そのお隣さんたちが、居なくなって久しい。心細い冬を、地域のケアマネージャーさんやヘルパーさんたちが助けてくれる。

とはいえ、繰り返すが江差の冬は殊の外寒く、日本海から吹きつける風はほんとうに厳しい。しかし、この風土が、こうした気候に立ち向かうつよさとしなやかさ、素朴で人情味あふれる人々を育んだに違いない。

そんな地域の歳を重ねた人たちに惹かれて、冬の北海道に住み着いているように思う。私はそれほどに、江差が、人が好きなのだ。


春は大好きだ。暗く厳しい寒さから解放され、若々しい緑の木々、その枝葉が大きく広がっていく。診察室は山菜取りの話でいっぱいになる。腰の曲がった患者さんたち、ちょっとだけ熊を心配しながら山を歩く。

「先生、山菜持ってきてやっか。採れる場所を知ってるぞ」自慢げに話してくれる。鮮やかな黄色のタンポポが咲き、私の故郷沖縄とは、3ヵ月ほども時間差のある桜の花が満開になる。

これからしばらく明るい季節が始まる期待感がある。

夏はもっと好きだ。っしゃ！　重い服を脱ぎ捨てて身軽になって、リュックを背負って散歩に行こう。

祭り好きの血が騒ぐ。ペイロン競争で船に乗る。「漕げー！　漕げー！」大きな声で青年たちに叫び、銅鑼を叩く。そして、江差のピークは姥神神社渡御祭だ。昔々その昔、江差にニシンと繁栄をもたらしたおりい姥への感謝をこめて、老いも若きも、診療所の医者も、みんな一緒に山車を引っ張る。お囃子にのって、武者人形・能楽人形・文楽人形・歌舞伎人形などを配した曳山が、旗をひるがえして町を練り歩くのだ。会う人如くに「久しぶりだね、元気かね」「ハイ、結構なお祭りで！」と声を掛け合う。

しかし、短い夏はあっと言う間に過ぎ去っていく。

そして秋が来る。診察室で

「秋は寂しいから嫌だね」と老いた人が言う。

「あ……また冬だね……」

「寒いとあちこち痛くなるね」

「とりあえず痛み止め増やしておこうか」秋は厳しい冬に備えて準備の季節。

「薪ストーブの薪作りを急がなくちゃ」の声が聞こえる。

「紅葉はきれいだね」なんて悠長なことをいうのは、苦労を知らない診療所の医者くらいのものだ。

そして、また冬が来る。

シャイな男

品田さんは、シャイな男だ。奥さんが、心配そうに聞く。

「歌が好きなのはわかるけど、先生やっぱり、無理しないほうが良いですよね。体のほうが大事ですから……。私としては、少しでも長く元気でいてほしいんです」奥さんは、必死だ。その前で大きな男は背中を丸めて不安そうだ。品田さんが、そんなに歌が好きとは知らなかった。江差には、北前船交易以来、江差追分をはじめ伝統文化が受け継がれており、確かに歌好きも多い。

「大丈夫、歌はいくら頑張っても悪くない。一度聞いてみたいものだ」そう答えたら、品田さんは人が変わったように、ほっとした表情になった。大きな目を更に大きくして喜んだ。

先週の診察後、照れくさそうにそそくさと、1枚の紙を渡してくれた。「第24回北海道大衆歌謡グランドチャンピオン大会in函館」の入場券だった。予選を勝ち抜いて得た決勝大会の出場の権利だ。

今日、その会場に行ってきた。ホテルの大会場が満員だった。次々と出てくる歌い手たち。やっとシャイな男が登場してきた。伴奏が聞こえ、深々と頭を下げた。誠実な人柄そのままに、歌える喜びが体全体に表れていた。ゆっくり頭をあげ、やがて静かに優しい歌声が流れだした。「なぁ……お前」私は、ちょっとうろたえてしまった。遠くからデジカメを構えながら、胸がいっぱいになった。節制し、きちんと検査しながらも発症した病気だった。

「どこにも行きたくない。診療所で診てくれ」と思いつめた顔で言ったこと。決心して、札幌の専門医の指示を受け、診療所で治療してきたこと。心配した奥さんが、何度もこっそり品田さんの病状や注意点を聞きに来たこと。二人で助け合い、労り合いながら一生懸命療養してきたこと。そんな苦労を重ねた夫婦が迎えた晴れの舞台。二人のここまでの道程とこれからを考えながら、品田さんの歌を聴いていたら涙がでそうになった。3分の歌が終わり、品田さんが、また深々と頭を下げるのを見届け、そっとホテルを出た。

三匹目のワンコは誰か

これは、診療所の「おとぎ話」とでもいおうか。診察室には、5匹のワンコがいる。実は、どれも手作り。素朴で愛らしい姿が評判だ。実はこのワンコの表情は、作り手の心そのもの。

「しばらく点滴をしに来てないね。なんぼかは調子良いんでないの？　前は毎日点滴に来ていたのに。背中のボーボーも、お腹の火照りも、身体がこわいのも、減ったような気がするね」

「なんも……。調子よくないよ。ここに来ると待っている時間が長くて、具合悪くなるから来ないの」２年前から、遠くの専門医と連携しながら診療所に受診していた。自律神経のバランスが悪く、いくら検査をしても異常が無いと言われ

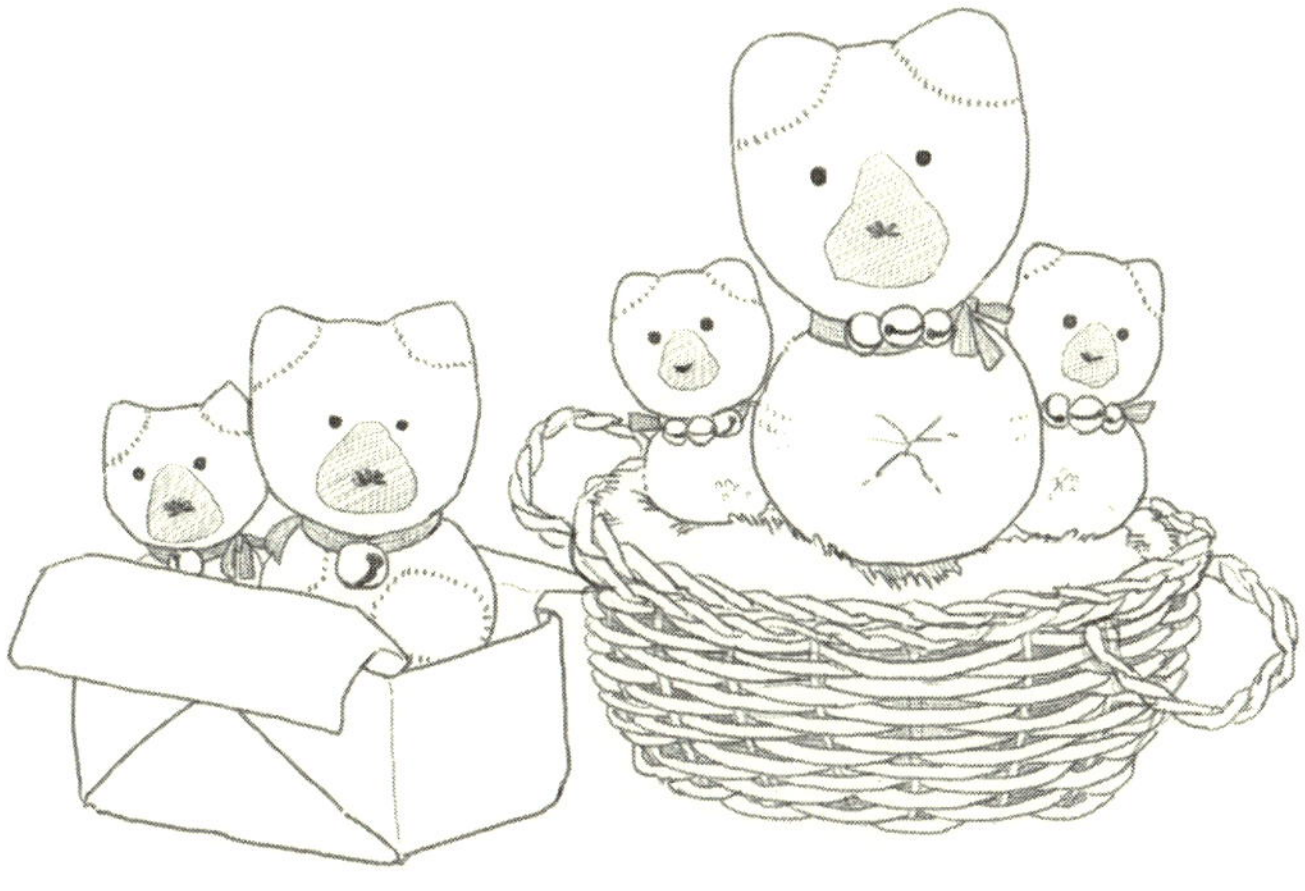

る。でも本人は辛い。一時は、毎日点滴していた。

そのうち、診療所の訪問看護が始まった。きちんとした部屋で看護師たちがゆっくり、話を聞き続けたようだ。

「そうか、じゃ、私のところは無理に来なくていいですよ。ところでワンコの人形また作ってくれませんかね。診察室が賑やかで良いんだけれど」

「ほんとに具合が悪いんだよ。無理なこと言わないでよ」そう言いながら、いそいそと引き受けてくれた。彼女の作るワンコは天下一品。数日後には、大事そうに届けてくれた。

1年くらい前にもらったのは2匹のワンコ。少し下を向き加減だ。今回届けてくれたのは3匹のワンコ。少し上を向いている。やっぱり私の思った通りだ。前よりすこし元気になったのだ。

1年前のワンコは、いつか一緒に暮らしたいと願っている遠くの息子さんと本人で……。今回のワンコは、診療所の看護師が加わった3人だと、私は思う。よく似ているんだなこれが。

ポチ来たぞ／親父来たかや

もう80歳も過ぎた。毎日振動障害の治療で隣町から通ってくる。食道がんも手術した。心臓も悪い。胸の大動脈も裂けて入院した。体はぼろぼろだ。でも、親父の年齢を超えて生かしてもらっている。いつ死んでも良いという覚悟はあるが、残された妻まり子と犬のポチが不憫で心が残る。だから先日胸部大動脈瘤解離で入院した時も医者の反対を押し切って退院してしまった。

そんな親父さんだが、これが見かけによらず粋人だ。ポケットに小さな手帳を入れて、いつも歌を詠んでいる。今日も自作の歌を教えてくれた。

「ポチ来たぞ／親父来たかや／この仕草

やはり家がいいじゃ／まり子もいるし」私は

「字余りだ」と言ったが、彼は

「そんなことない」と言う。変形し、節くれだった指を一本ずつ折って数えてくれる。

「ぽ・ち・き・た・ぞ……や・は・り・い・え・が・いいじゃ……ま・り・こ・も・いるし。

ほり……ちょうどだべさ！」

まあ、良い。歌の心がいいもの。動脈瘤で入院し、退院後の自宅で詠んだようだ。ポチが喜びの仕草で迎えてくれたと彼は言う。

「自分の寿命ももう近い。自分が死ぬとき、死んでいく様子をポチに見せてやってほしい。忠犬ハチ公は、可哀想だった。飼い主の死を知らずに最期までつらかっただろう。だからポチには、俺が死んだと教えてやって欲しい」と繰り返す。体の弱い妻まり子のことも心配だ。残しては逝かれない。
「二人ともいつまでも惚れ合って良いね」というと
「んだな……」と照れ笑いをする。自分の命の終わりよりも、女房やポチのことを気遣う。いい男だ。適当な言葉が見つからないが、彼の男気を心から尊敬している。

農家の嫁はつらいのだ

「どうしようかね……このままじゃ、近い将来車いすだと思うよ……」

「んだよね……」

「体重何とかならないかな……昔から太る体質だった？」

「いや、乙女のころなんて、ほっそりだった。19で嫁いだ時は50キロだったもの」

「なんして体重増えたの？　農家なんて大変でしょうが」

「そう、農家の仕事は重労働なんだ……食べねばもたないものね。それに、みんなでお昼とかおやつとか、自分だけ食べないって言えないしね。悪くてね……。それに、やっぱり子どもも出来てからだね。子どもに栄養あげねばなんないし、それで60キロになったものね。子どもおがったら、姑さんの介護で大変になった。家から出られないしさ、姑さんの介護で5キロくらい増えたね……」

「姑さん亡くなったでしょう」

「そう、姑さん死んで、しばらくしてから父さんが病気して太ったね……。父さんは、病院にずっと入院していたの。毎日付添だったから。父さんは、病気で寝ているだけだったから。病院の中にいると、私には、何もすること無いっしょ！　しょっちゅう売店に出入りするようになったもの。父さんの入院で70キロを超えたもんね」

「父さんも亡くなったよね」

「父さんが亡くなったら孫たちが『ばあちゃん、ばあちゃん』てね。ばあちゃんは、病気だからダメって言うんだけど子どもには、分らないものね……。『ばあちゃんも一緒に食べよう』ってね。仕方ないものね」

「よく分かりました。農家に嫁いだら、ほんと大変だね。そのおなかの脂肪は苦労の塊だったんだ。でも、孫たちのために、元気でいねばなんない。もう重い荷物は下していい。そのおなかの脂肪、頑張って小さくしよう」

眠剤が足りない

彼女が来た途端に、「寂しさ」が診察室に漂ってくる。寂しさは、腰や膝の痛みよりも、もっと大きな苦痛だ。

「どう、調子は？ 毎日どうしているの？」

「先生、眠剤が足りない。昨日も3錠飲んだけど眠れなかった」と言うので、寝る時間を聞いた。午後6時頃に床につき、朝は9時頃布団を出るという。

「寝ている時間は十分だもの。転んで骨折ることもあるから、薬で無理に眠るのはやめようよ」と話したら寂しそうな顔をして、眠剤を諦めた。

「正月1週間、誰とも会わなかった。話をしたのは、東京の息子からきた電話だけだった。たったひとりで過ごす正月は、好きでない」つぶやくように言う。取り残されたような、そんな寂しい正月を送った後だとしたら、少し冷たい対応だったかと思って聞いてみた。

「テレビとか見ないの？」

「面白い番組なんて何も無いもの」朝から晩まで誰とも話さないことが多いと言う。隣もいなくなり、友だちも少しだけいるけど遠くなった。話し相手も遠くなった。足も腰も悪いから歩いて行けない。歳も80歳近くなった。

「早く父さんのところに逝きたいよ」は、決まり文句だ。もともと地元の人間ではない。父さんがいなくなって一人ぼっちになってしまった。もっと年をとって身体が効かなくなったら施設に入るしかない。まだ頭がぼけてもいないからよけいにつらい。寂しさも募る。

「老人の集まりとかあるから、行けば良いっしょ。迎えにきてくれるし」

「だって先生、嫁に来て、子育てと畑、近所の人しか知らないもの。知らない人の中に行くのは好きでない」

夜、彼女のことを考えながらテレビを見ていた。

この国を代表する政治家が「強い日本を作ります」と言っている。若い人たちが元気にきらびやかに歌い、踊っていた。彼女には、遙か彼方の遠い世界だ。

「私には関係ないよ。夜は長くて辛いから、先生寝かせてくれ！」そう言った彼女の訴えも、もっともな気がしてきた。テレビの喧噪とは裏腹。寂しさとの隣り合わせはかえって辛かろう。眠り薬、この際工夫しなおしたほうが良いんだろうか。

診療所の医者は、また迷ってしまう。

馬……寂しいよ

「どう、最近眠れている？　この前、もう父さんのところに行きたいって言っていたから緊張したよ」

「大丈夫、今そんなこと考えてない……」

「あれから変わったことなかった？」

「ん……馬を売った」

「馬？　たくさんいたの？」

「ん……2頭ね。父さんが生きている頃から一緒に育てていたさ。小さい頃から育てていたから、めんこかった。頑張って餌をあげていたけど、堆肥の世話もあるし、やっぱり一人では無理だった」

「寂しいっしょ、ひとり暮らしだもの……。息子さんたちは、農家はしないって言っていたものね」

「そうだ……。最初はね、近くの町に売ったんだ。時々息子の車で近くを通ると、馬が見えて良かったよ……。馬が見えると、息子に車を停めてもらって、名前を呼ぶんだ。そしたら、そうだね。２００ｍくらいも向こうだけど、馬にもちゃんと分かるんだよ。私に向かって歩いてくるんだ。途中柵があるからそこで終わりだけどね……。じっと見つめ合うだけで、気持ちが通じる気がしてね。

それがさ、この前行ってみたら、また別の町に売られたって……。いまは、会えなくなってしまったさ。うちの周りは、もう誰もいないからね。散歩の時、馬の名前呼ぶんだ。なんだか、あの馬たちがまだそこにいるような気がして……。もう走ってなんか来ないのに。馬の名前を呼んで、涙ぽろっとするさ……」

愛情を注いだもの、大切なものが身辺から次々と消えていくのは辛いことだ。馬のいない馬場に呼びかけ、一人佇む姿は切ない。医者の口上は、気休めのようだが、やはり言っておこう。

「いつもの薬を出しておく。また、何かあったら教えて……」

若い男性が、禁煙治療にやってきた

禁煙治療は、それなりにむつかしい。うまく行かない例が続いた。ある日、若い男性がやってきた。

「ところで、何故禁煙を考えたんですか？　禁煙は思いの強さが大切だから。聞かせてもらおうか」

「節約です。毎日一箱、一ヵ月一万円は安い給料にはこたえます」そうだよね、理由はオッケー！「さて、禁煙にパッチを使うけど、タバコは薬中毒だから必ず吸いたくなる。予防と対応を考えよう」人が良さそうなだけに、言葉も方法も慎重に選んで話をしよう。

「タバコを勧める友だちから静かに離れよう。タバコが出そうなテレビも見ないようにしよう。そして、吸いたくなったときの準備をしよう。みなさんは、ガムとか飴をいつもポケットに入れているわ。それから、散歩とか、好きな音楽とか……」

「………」少し首を傾げて聞いている。

「どれも自信が無いか……？　ところで、趣味とか無いの？　何か楽しみは？」

「子どもと遊ぶくらいですかね……」

「オー！　子どももいるの！　若く見えるから、気がつかなかった。子どもさんいくつ？」

「3人いて、上が小学生の女の子です。かわいいです」

「それは良い。タバコやめれば子どもに好きなもの買ってあげられる。そうだ、子どもさんにも手伝ってもらおう。『おとうさん、たばこすわないでね』って、紙に書いてもらおう。そしてそれをいつでも取り出せるようにポケットに入れて置こう！」

「そうですね！」やっと確信が持てたのか、大きく頷いた。これなら大丈夫か。

患者さんは、誠実で優しいお父さん。一途な姿に、心が温かくなった。こんな風につきあってもらう外来も悪くない。

友だちは大切だよ

いつも友だちと一緒に飲んでいたのに、自分だけがアルコール性肝硬変になって入院した。おなかに水も溜っていた。一人暮らしで、猫をたくさん飼っているという。

「猫も可哀そうだからね。料理もしているよ」

「その後、調子はどうですか？　やっぱり、お腹が張っているみたいですが」

「調子は良いですよ……。先生たちのおかげで……」

「大変だったみたいですけど、酒はもう控えてますかね……」

「いやぁ、しょっちゅう友だちに誘われますからね。酒を控えるって簡単でないですよ」私は、思わず言った。

「酒飲みの友だちとは、つきあわない方が良いんじゃないですかね……」即、返事が返ってきた。

「いやー、センセイ！　友だちは大切ですよ。そんなこと言ったら罰が当たりますよ!!」人の良い表情で、大きく目を開いて話す。これではまるでこちらが諭されている様だ。

「だけど、体を大切に考えたらまず禁酒でしょ?」言ってはみたが、医者の常識は届く気がしない。仕方なく
「罰が当たるんですか、はいはい、わかりました」と返事をしたら、逆に
「肝臓の薬、忘れないでね。大事ですから」と念を押されてしまった。医者も形無しだ。もう一度「はいはい、わかりました」と診察を終了した。納得の笑顔、屈託ない表情で手を振って帰って行った。つい
「がんばってね」と意味のわからないエールを送ってしまう私だった。

棺桶買うお金ないでしょう?

「調子どう?」

「腰も痛いし、体こわいし、調子もなんも、もう、良いとこない! 腰痛いって言ったのに整形の先生ったら、手術もできないとさ。あの世が近いってことだべさ」

「まあ、そりゃ、80歳過ぎたもの、あの世も近いと思う。でも、それだけ口達者だから、あと10年以上は持つと思うよ。あと10年後の準備はしておかないとね」

「コロッと逝けばイイけどね」

「でもね……、いつも言うけど、そう簡単にはコロッと行かないんだ。早く倒れると、救急車に助けられて寝たきりになるんだよ。ほれ、金さん銀さんは、随分長生きだったからコロッと逝ったみたいだよ。あんな風になったほうが良いよ」

「あれ……そうかね。でも、そう言えばお棺の準備もせねば。わしのばあちゃんは死んだ時『樽』に入った。あれは可哀そうだった。樽に収まるようにぎゅうぎゅう押し込められた。あんなふうになりたくないと思ったもの。やっぱりお棺くらいは準備せねば。ところで先生、お棺いくらくらいするべか」

「いや、私は全く知らないけどね」

「確か、葬式代も合わせて70～80万円と言っていたような」

「いや……、そんな高いんだったら払えないでしょう。いつもお金無いって言っているのに」

「んだね」

「それなら死ねないでしょう」

「んだね」

「じゃ、まあ、一緒に頑張りますか……」

「んだね。じゃ、また先生頼みます」

Ⅱ

訪問診察・看取り・認知症
これって地域包括ケアって言うのかな

訪問診察に出られるのは私たちの診療所だけ

高齢になった彼は、大腿骨の骨折に加えて脳出血も発症した。でも大分元気になり、家に帰りたがっていた。奥さんも帰してあげたいと言う。私は研修医に「研修医さん、彼が自宅に帰れるように考えて欲しい」とお願いした。研修医は、すぐに病院の先生やリハビリスタッフの話を聞きに行き、報告してくれた。病院の先生は、「家に帰るのは無理じゃないか」と心配していた。障害を持っているうえに、老老介護だ。家で暮らすのはむつかしいと考えていた。

研修医の報告を聞いて思った。この地域で在宅医療は結構大変だ。いずこの町も医師が足りない。訪問診療に出るのは難しい状況になっている。核家族化も進行している。家での介護も大変だ。障害を持ったら帰れない。

そんな中でも、医療の関係者はみんな何とかしたいと思っている。訪問診療に出る余裕があるのは、今のところ私たちの診療所くらいだ。遠くにまでは行けないけど、せめて足の届くところは頑張ってみよう。

介護の人たちの力を借りよう。そうこうしながら、スタッフと心を合わせて、精いっぱいがんばるなかで心を揺さぶられるような場面やたくさんの人生に出会うことができた。

私たちの自慢　ケアハウスかもめ荘

私が再赴任したのと丁度同じ頃、診療所から1キロほど離れたところに「ケアハウス　かもめ荘」ができた。

定員20名の入居者さんを日中数名のスタッフ、1名の看護師さんが生活を援助している。その他に、施設長さんやケアマネージャーさんらが、いろいろな仕事を担っている。夜間は、介護職員さんひとりで当直を守る厳しい仕事だ。

ほとんど全員が認知症というのも大変だ。でも私たちには、とても勉強になる。かもめ荘は、開設直後から重症者が多く、スタッフは大変だった。認知症は重症で、物は投げつける、コールは頻繁だ。容易に誤嚥して肺炎で緊急入院と言うことも頻繁にある。いつも思った。

「こういう患者層はケアハウスではない。病院だ」と。

ある日、誤嚥性肺炎、脱水で患者さんを他院に転送した帰りだった。車の中で「脱水を発症する可能性はあったのだ。もっとイン・アウト測定を早めに報告してもらい、水分補給の指示を多めにするべきだった」とこれまでの反省も込めて、話をしながらふっと思い当った。私が話している相手は、病院の看護師ではなくケアハウスの職員だということを……。うっかり勘違いするほど、かもめ荘の職員は、医療機関のような仕事をしてきた。施設長さんの説明だと、かもめ荘はケアハウスだが、要介護1から5の方まで、認知症の有無にかかわらず受け入れるタイプの老人福祉施設だ。

徹底して利用者さんの立場に立つ施設長さんの姿勢もあって、結果、スタッフの体制に不釣合いではないかと思うほど重症者が増えていった。しかし、重症重介護の人たちの行くところが無いのだ。かもめ荘の入居者の層からこの地域の要介護者の厳しさの一面を見ることができる。施設長さんは、

「最近少しみなさんの様子が落ち着いた。徘徊し、どこでも排泄していた人がトイレを覚えた。座りっぱなしだった人が歩き、訴えが多く、閉じこもっていた人がフロアに出てきた。やっとケアハウスらしくなった。生活リハビリができるようになった」とほほ笑みながら言う。色々な努力、工夫を凝らし、意欲的に

「先生試みてもいいでしょうか?」と聞いてくれる。こちらのほうが刺激を受ける。嬉しいことだ。一通り入居者さんを回診し、併設のデイケアに顔を出させてもらう。少人数で和気あいあいと1日を暮らしている。

「おう!」と言う声、毎回のように

「足を診てくれ」

「お金ためて、先生のところに、かかりたいんだども……」といってくれる彼女もいた。短い時間で、みなさんの声を聞かせてもらう。新しい仲間の人が、日を追って明るくなるのがわかる。これが「私たちの自慢のケアハウス」なのだ。

そして、今の課題は、入所しているみなさんの高齢化、重症化だ。赤ちゃんを診てくれと言った彼女も、今は話ができず、食事も介助で時間がかかる。いずれ食べることができなくなる。肺炎もおきやすくなる。そうなったらいつまでここで暮らすことができるのか？　地域の病院もみんな介護度の高い人ばかりだ。看護師さんも足りないらしい。かもめ荘から地域の苦しさが見えて、つらい。

祭りと今井さんの最期

ケアハウスかもめ荘で、90歳の女性が亡くなった。ケアハウスの若い職員たちにとって初めての経験だった。地域にとっても、診療所にとっても、私にとっても教訓になった。

今井さん享年90歳。大正9年江差生まれ。東京で弟たちの世話をし、江差に戻ってきた。長く雑貨屋を営み、気丈に独り暮らしをずっと続けていた。腰痛が悪化し、独居に自信が無くなった。めまいで、起床困難になり道立病院に入院。その後、かもめ荘に入所することができた。かもめ荘での彼女は、安心して穏やかに過ごしていた。そのうち、肺がんと思われる影が見つかった。本人は訪問診療の際に言っていた。

「入院はしたくない。家族は、みんな肺で死んだ、７人兄弟だったのに、自分ひとりになってしまった。自分も弟のところに行きたいと思ったが行けなかった。かもめ荘に入所できてよかった。ここで終わりたい」

今度は左大腿骨大転子骨折で入院。入院中に左半身まひが出現した。後日明らかになったが転移性脳腫瘍と診断された。積極的治療の適応にはならなかった。

東京の甥子さんにも連絡した。本人は日頃、「自然に逝きたい。この部屋から見える景色が

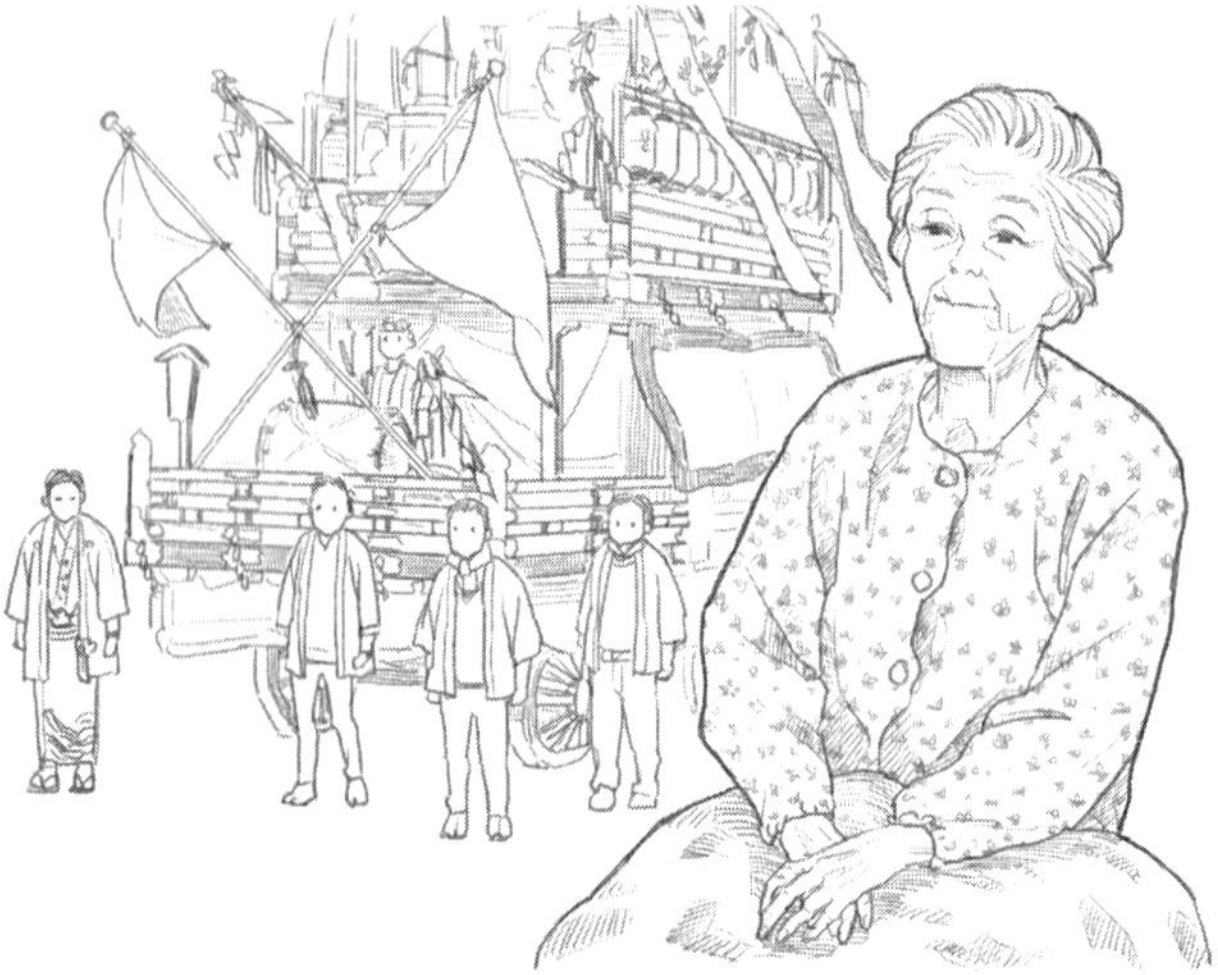

好き」と話していたと言う。

私たちは、函館稜北病院がつくった「自然な看取りのためのガイドライン」に添って検討した。脳外科の医師、道立病院医師にも意見を聞いた。私をふくめて医師3人が、施設での看取りは、医学的・倫理的にも妥当と一致した。担当医として慎重に押し付けにならないように提案する必要があった。

施設内での看取りは過去に討議したことはあった。スタッフの不安が強い。人出も足りない。とくに夜間はひとり。負担を強いるわけにはいかない。

「医療を知らない、何もできない私たちで良いのか？」とスタッフは悩みを吐露した。

「今もっとも今井さんのそばに居て欲しいのはかもめ荘のスタッフです。看取りに大切なことは最後の瞬間を見逃さないことではない。安心して別れを準備し、送り出す行為であり、それまでの時間、ここに居て良いよと言ってあげることだ」私はそう話したが納得できるものではなかった。

話はまとまらなかった。彼女・彼らはなぜこんなにつらいのか？

1枚のグラフを見ながら思った。昔人の人生の最期の場所は家だった。急速に病院での最期が増え、1977年には、その数は逆転した。私たち世代の医師は、患者さんが重篤化したら迷わず入院医療に切り替えた。中心静脈ルートを確保し、死の直前まで心臓マッサージをした。それはあきらめない医療を提供すること、医療技術を高めることだった。しかし、スパゲティー症候群という言葉で揶揄されるような過剰な医療への見直しが始まった。

そして今、国をあげて看取りは、在宅でとの方針が出されるようになった。死という自然な現象を家から切り離し、家族や介護現場の心も体制も整わないうちに、今度は家で死のうと号令をかける。

今更だが、その片棒を私自身も担いできたと気がついた。私は、反省した。お願いする立場にある彼女たちに、施設での看取りを強要するわけにはいかないと考えるようになった。

1ヵ月以上が経過したある日、スタッフに声をかけられた。

「みんなで話し合いました。受けようと決めました。1ヵ月もかかってしまい済みませんでした」悩み、苦しんで出した結論だった。

「安易に受けず、真剣に悩むスタッフだから安心してお願いできるのだ」と答えた。

8月、蝦夷地最古の祭りと知られた姥神神社渡御祭。かつて豊漁に感謝を込めて行われたこの祭りの起源は、およそ370余年前にもさかのぼる。豊川町の山車が、かもめ荘にやってきた。私は、訪問診療中だった。今井さんの部屋にも笛と太鼓の音が聞こえる。もうほとんど声

も出さず横になっている彼女に、

「行ってみる?」と聞いた。

「はい」今井さんは、小さな声だがはっきり答えた。山車のまえの彼女は別人のようだった。

若者数人が駆け寄って来た。若者たちが、

「あっ! 今井商店のおばさんだ。小さいころいつも買い物していたんだ」と声をかけてくれた。彼女は穏やかに挨拶し、何か祭りのことを話していた。最後の祭りを迎えることができた。その姿を職員が撮った。祭りのときの凛とした彼女の表情が部屋に飾られた。職員たちが今井さんの心に寄り添っている様子が見える。


終末期に向けて、具体的な話し合いに入った。

「脱水、低栄養でも点滴などの治療をしない。問題はけいれんと痛み。コントロールが難しい場合入院をお願いしよう。介護スタッフの役割は見守り、生活援助だ。彼女が楽しかったときの事も聞いてあげてほしい。緊急の役割はない。状態の変化、職員の不安などは、全て勤協の医師と看護師に連絡してください」とお願いする。

担当医不在のときは函館稜北病院、道立病院に協力を依頼することにした。

10月に入り、呼吸が荒くなり、意識が低下してきた。

金曜日、喘鳴が著明になっている。最期の時が近づいてきていた。函館に戻る車中で、かもめ荘のスタッフからの電話を受けた。

「発汗があって、酸素が72%まで下がりました」

「呼吸は?」

「荒いです」

「厳しいけど何もしなくて良い。見守ってください」

「息を引き取ったら連絡すればいいですか?」

「息を引き取ったらもちろん、その前でも、職員さんが怖い、不安と思ったら連絡ください。すぐ行きます」その日の夜は、電話でかもめ荘当直の職員と連絡を取り合った。

「大きくは変わりないですが、苦しそうに見えます。酸素はその後少し上がって75%くらいです」

「今の時間帯は一人ですか? 大丈夫ですか?」

「まだ何とか大丈夫です」若いスタッフが、深夜一人で死を目の前にした今井さんを見守っている。

土曜日午後3時前にかもめ荘に到着した。

「先生なら今井さんのそばで寝るかと思った」という職員の言葉に背中を押された。ベッドの隣にテーブルと布団を準備してもらった。今井さんの顔を眺め、静かに、弱い呼吸音を聞いていた。

「ス……ハッ……ス……ハッ……」、今にも消えそうな弱い音と静かに上下する胸の動きをただ見守っていた。

見守りながら、同じように高齢になった患者さんたちのこと、自分自身の両親のこれまでの人生やこれからの人生を思った。他の入居者さんが、部屋の雰囲気を気にしながら通り過ぎていく。とても大切な時間を与えてもらった。いつの間にか私も寝ていた。時々夜勤のスタッフさんが回ってきた。

「先生、大丈夫ですか？」

「サンキュー、大丈夫だ」と答えただろうか。

日曜日、朝6時ころ、呼吸は更に浅くなっていたが、酸素飽和度は82％、脈111……それなりに安定しているような気がする。でも迷う。

「今日は、函館の仕事なんだ。行ったら良いか、交代してもらうか、迷っている。早く決めないと医師の手配ができない」とスタッフに話した。またうとうとした後、

「あ、遅くなってしまう」と目が覚めた。

そして、気がついたら彼女は息を引き取っていた。

私の迷いを聞いていたかのように、静かに息を引き取ったようだ。合掌し、顔をなで、職員たちに連絡してもらった。みんな目を真っ赤にして部屋に入ってきた。

かもめ荘のスタッフが揃い、診療所の看護師も来てくれたところで臨終の確認をさせてもらった。

「今井さん、長くお付き合いしてもらって、ありがとうございました」本人にもう一度お礼の合掌をし、職員さんたちのこれまでの頑張りにお礼を言った。

今羽田を出て、江差に向かっているという親戚の方たちへの〝報告とお礼の手紙〟を書き置いて、函館に出発した。こうして、今井さんとの長いお付き合いが終わった。

看取りNOです。

「先生、少しお時間ありますか？」訪問診療が早めに終わり、近くのケアハウスの職員さんから声がかかった。ここは、私たちが定期に訪問するケアハウスかもめ荘。20人の高齢者がさまざまな人間模様で暮らしている。運営も経営も異なる民間の施設だが、お互いに率直に話し合えるのはありがたい。

「さて、お話は何でしょう?」

「先生、職員全員で何度も話し合ったのですが、彼女の看取り、やっぱりできません」突然の速球、ストレートが返ってきた。入所者は全員が認知症の高齢者。徘徊で危険な人も少なくない。そんな中、今井さんを施設で看取った。人の死を見たことのない若い職員さんたちが、怖さに耐え、悩み、「ありがとう」の言葉に支えられ、息を引き取るまで頑張った。初めての経験だった。

職員さんたちの思い、頑張りは、地域の医療福祉関係者の勉強会で高く評価された。介護不足は家でも施設でもみんな同じ。病院の外で人生を終えるのが困難な時代なのに、よく頑張ってくれた。

最初の看取りから1年半。話題になっている寝たきりのAさんは、食事を口に溜め込み、時間がかかるようになってきた。

「食べられなくなった時に備えて、今から準備しておいたほうが良いね。胃ろうを作るのか、最期はどうするのか?」との軽い提案に対して

「お時間ありますか?」だった。そして、答えは「NO」

「……そうか、前回、みんなで頑張って、良い経験だったと言っていたから、Aさんも最期までここでみんなに看取ってもらうのが良いと思うんだけどな……」往生際の悪い私はボソボ

ソと答える。

「今後、こういう終末期の高齢者が増えていく。ここも今から準備したほうが良いと思う。この国の、この地域の抱えている大きな課題なんだけどね」社会の事情を挟み、個人的な考えではないとほのめかす。だが職員さんは躊躇しない。

「先生の理想はわかります。先生のおかげで一度経験したから尚更、分ったんです。大切な人生の終りに向き合うことは、安易な気持では出来ないことです。

夜、若いスタッフ一人で、徘徊・転倒する人たちを預かりながらの看取りはとても厳しいです。先生がおっしゃったように、先生たちの世代が病院で最後まであきらめない医療を追求した結果、人の死が地域や家から消えていったんですよね。それは、30年も40年もかかって今に至ったと、先生がそう仰いましたね。それなら昔に戻るのに同じ時間がかかりますものね」グサ！　グサ！　私の話したことを引用しての率直な言葉が続く。

「そうです！　先生がそういう施設を作れば良いですよ。先生ならできますよ！　私たち、協力します！」グサ！グサ！　心臓に突き刺さる。

「いや……俺は、お金の勘定が苦手だから……」まずい、守り体制になってきた。こういうときは、静かに聴き続けるか？　いや、休憩にしましょう！

「分りました。現場の意見が一番大事。しかし、30年40年待ってはいられないのです……」

と弱々しく逆襲。

「また一緒に勉強しよう」と、その日は切り上げた。

今、彼女たちにどう再提案をするか、そのために地域ぐるみで何をするべきか、高齢者・介護職員の思いに逆行するような社会の中、地域の医者も知恵を絞っている。

あなたたちのために生きる

彼女は70代半ばになった。

「2年前、腹部のがんの手術をしたんです。治ったと思っていたので、安心していたのに……。去年の暮に、腫瘍マーカーの値が上昇し、腹水が溜まってきた。病院からは、治す治療は、無いと言われたんです。眠れなくて、食べられなくて、生きていても意味が無い、死ぬのを待つだけなのかと思うようになりました。友だちに話したら、悩んでいないで勤医協に行ってみなさい。まず相談しなさいと言われて、今日ここに来たんです」

その年の4月下旬、最初の診察の時、突然そんな話をしてくれた。

「出来ることはする。よく相談してくれた」と答え、遠い病院の主治医に連絡をとり、経過を教えてもらい、診療所で可能な援助をすることになった。

まず食事がとれないことに対し、毎日栄養剤の点滴に通ってもらうことにした。そして徐々に話を聞かせてもらった。最初は少し元気になったと喜んだ。約一ヵ月余りが経過し、腸閉塞を発症するようになった。がんのために腸の働きが悪くなり、お腹はガスで充満する。おなかが張って、膨れてとてもつらいと言う。食事を減らしながら、点滴を続けた。その際、苦しい中での生きがいについて聞いた。

「お茶を教えていること」「親しいお友だちとの時間が大切だ」と話してくれた。時には、弱気になりながらも、

「友だちと一緒に生き抜くためならどんな治療も受けていきたい」と言う。徐々に苦痛が増していく中、娘さんは都会での仕事を辞めて、最後の親孝行に帰ってきた。本州の妹さんも同居して介護した。

診療所の医者は、本人の「お茶のお稽古が生きがいだ」という話を聞いて、お友だちに集まってもらった。

「本人の了解をもらったので、病状をすべてお話しします。彼女は、がんの末期で、最後の時間が近づいています。その彼女が、みなさんとの時間が、生きがいだと言っています。みなさんに取っては、友の苦痛を見るのはつらいでしょう。しかし、そう長くない時間になりそう

です。一緒に支えていただくようお願いします」誰もが、真剣に私の話を聞いていた。そして、涙を流しながら、全員が共同の作業を約束してくれた。確かに、信頼し合える友だちだと思った。私は彼女に

「腸閉塞で食べることができないから、少しでも命をのばすために心臓の近くまで点滴の管を入れる中心静脈栄養という方法を選択することもできる」と提案した。もう口から食べることはできない。栄養の全ては点滴の管から入れるのだ。彼女は躊躇せず、「受けます」と答えた。点滴の道具を体に取り付けるため5日間だけ病院に入院した。その時、お友だちみんなに言ったそうだ。

「食べられない体になったけど、あんたたちのために管をつける。退院したら毎日お稽古に来るんだよ」バックアップの道立江差病院は言うまでもなく、たまたま訪れた研修医たちも懸命に関わってくれた。

お茶を振る舞ってもらった最初の研修医は、腸閉塞のなかでの栄養摂取について調べてくれた。症状は、徐々に進行した。嘔吐と倦怠感の治療が難しかった。次の研修医も、あらゆる治療を調べてくれた。週1回来てくれた研修医は、別の病院に移ってからも考え続け、連絡してくれた。

中心静脈栄養を開始して徐々に元気になった。3週目、診療所の看護師二人と一緒に彼女の自宅を訪問した。元気で笑顔が見えるようになった。コーヒーを振る舞ってくれた。向こう側から華やかな中年になった看護師、真ん中は一番若く明るい看護師、手前がジジになった私、さり気なくそれぞれに「その人らしい」カップを出したことが分かった。

「ほーっ!」その気配りに、思わず感嘆した。コーヒーをもらい、話をした。

「常識的でない病気と治療、ほとんど食べられない状態で生きていく。だから毎日電話もかける。みなさんが応援している。近い内、がさつな私とスタッフにお茶を教えてもらいたい」点滴しながら暮らしている頃、2週間の研修医がやってきた。訪問診療の車の中で彼女の紹介を

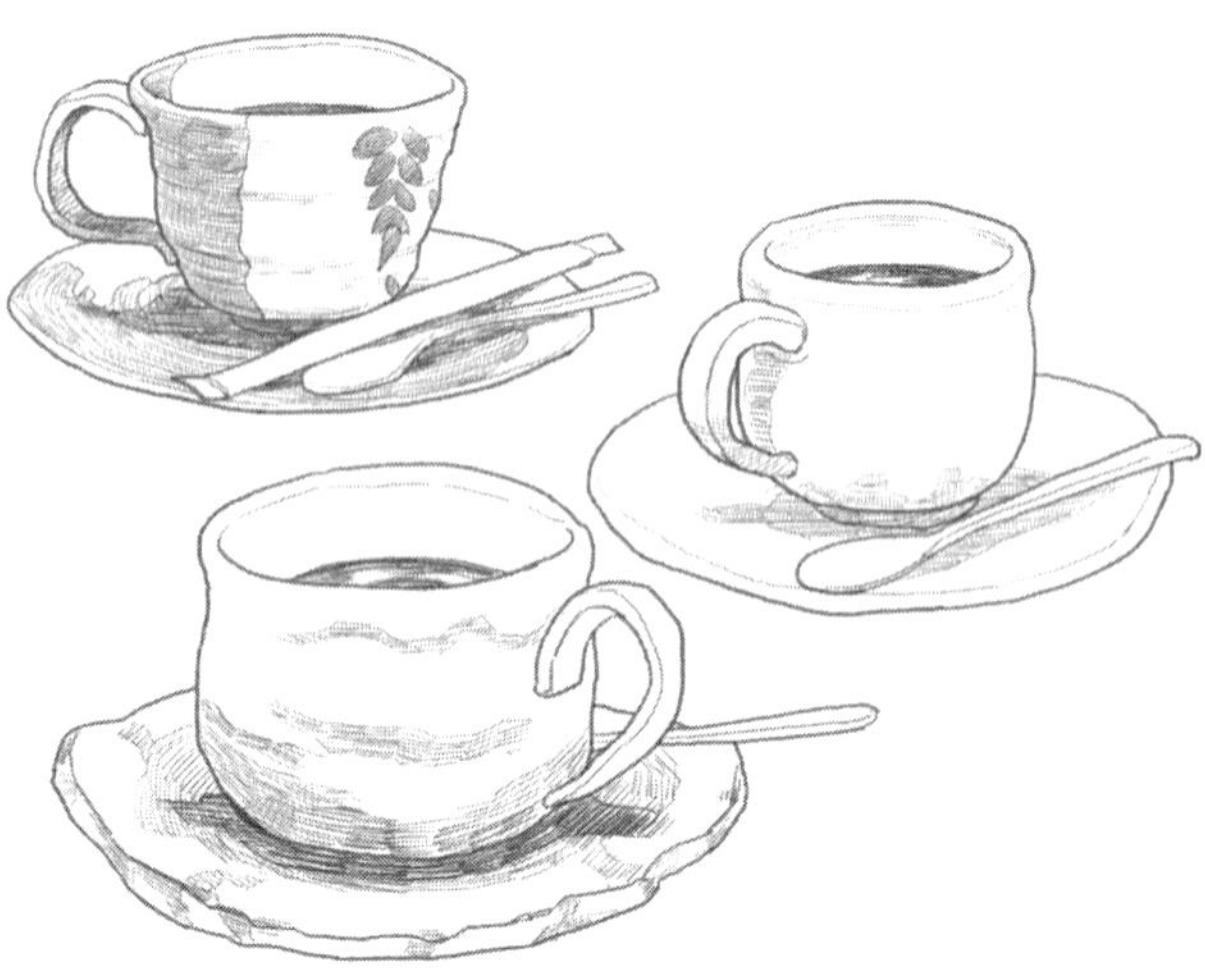

した。

「今日はどうだろか。調子がよければ良いのだが」話していたら、あれあれ、病気の本人が玄関先に立っている。

「遅いからどうしたかと思って……」外で待っていてくれたのだ。家に入ったら「忙しい先生たちだから、七夕なんて気にすることが無いかと思って、少し準備したんです……」今度は、上品な和菓子を出してくれた。

「きれいなお菓子ですね、普段見たこともない」診療所の所長は、大喜びでぱくっ。食べてから教えられた。

「ほら短冊が入っているんです。願い事をすると良いんですよ」だって。

あれま、願いもしないうちに、短冊は食道を過ぎてしまった。次に行儀よく抹茶を振る舞ってくれた。

看護師さん：「美味しいです」　研修医：「ほんと、美味しいです」　私：「私も美味しいです」

無粋な3人は上手に表現ができない。帰り際、

「札幌に研修報告をせねばならないから写真を撮らせて」と言った。控えめな彼女はカメラを向けるといつもうつむき加減だ。でも研修医のおかげで、初めて笑顔の彼女を記録に残すことができた。

それから、約4週間が経過した。診療所にも嬉しいこと、悲しいことがたくさんある。最近嬉しかったことは、たった4日間だけど5年目の医学生さんが来てくれたこと。悲しかったことは、懸命に生きぬいたがん終末期の彼女が亡くなったこと。

その年の春4月から不慣れな私たちと一緒の在宅医療が始まった。祭りが終わり、9月に亡くなった。

これには、3人の研修医と学生さんが関わった。

彼女は、それぞれの研修医に、「ありがとう」と言い、「研修、頑張って」と励まし、「勉強になった?」と問いかけた。学生さんが来たのは日曜日だった。以後の短い時間にも、必ず学生さんを連れていった。

すでにかなり辛い時期に入っていた。それでも翌日の月曜日もお茶のお稽古に出た。昨日の朝、4時半に一緒に緊急の往診に行った。午後から診療所の報告会で、学生さんは彼女のつらさを思い、絶句し、泣きながら報告し、函館に戻った。

その数時間後、ご家族、お友だち、お茶のお弟子さんたちに囲まれ、みんなからの「ありがとう」の言葉と、感謝と別れの涙に包まれ、いつもの部屋で静かに息を引き取った。集まっていただいた方たちに、

「みなさんと一緒に居たいから、彼女が苦痛に耐えて頑張ったこと。青年たちの心に残る勉強をさせてもらったこと」への感謝を述べ、彼女の家を後にした。

心配するんでない。みんなが頑張ると言っている

開設以来診療所だけに通って30年余。長く郵便局に勤めていた佐々木さんは、98歳になった。診療所の入院ベッドが無くなる頃から訪問診療に切り替えた。その優しさ、誠実さ、律儀さはこの世に比類無しの人だ。私は、彼の笑顔しか知らない。怒りの表情を見たことがないのだ。最近、自宅で転倒、誤嚥、失禁など身体機能低下が目立ってきた。訪問診療の会話のなか、「この家で目を閉じたい」との思いを受け、念のための胸部腹部CT検査を2週間前に受けてもらった。今日午後4時、本人を囲んで、家族、ケアマネージャー、診療所看護師長、私が彼の自宅に集まった。いずれ進行する老いと障害の今後の生き方について話しあう場を持った。家族が言った。

「検査を受けてから、宙を見つめてばかり。魂が抜けたようでおかしい。いっさい笑わないんです」原因が分からないまま、私から

「検査結果は、大丈夫だった。今日みんなが集まったのは、貴方がこれからさらに老いて、

介護が必要になることを考え、どうしたらこの家で暮らすことができるかを話し合うためだ」と伝えた。佐々木さんの目が、見る見るうちに涙でいっぱいになった。ゆっくり話を聞いて理解した。彼は

「検査を受けたのはいよいよ病気が悪いからだ。今日はもう他の病院への入院を宣告される。家に居たいけれど、長く世話になった診療所の医者から、もう駄目だと言われたら我慢するしかない。もう家には戻れない。みんなにも会えない」

そう覚悟したということだった。

「この家で暮らすんだ」と言われて我を取り戻し、安堵の表情が戻った。今後の人生をかけ、彼はこの2週間悩みぬいた。その思いに、気がつかなかったことをお詫びし、

「心配するんでない。みんなが頑張ると言って

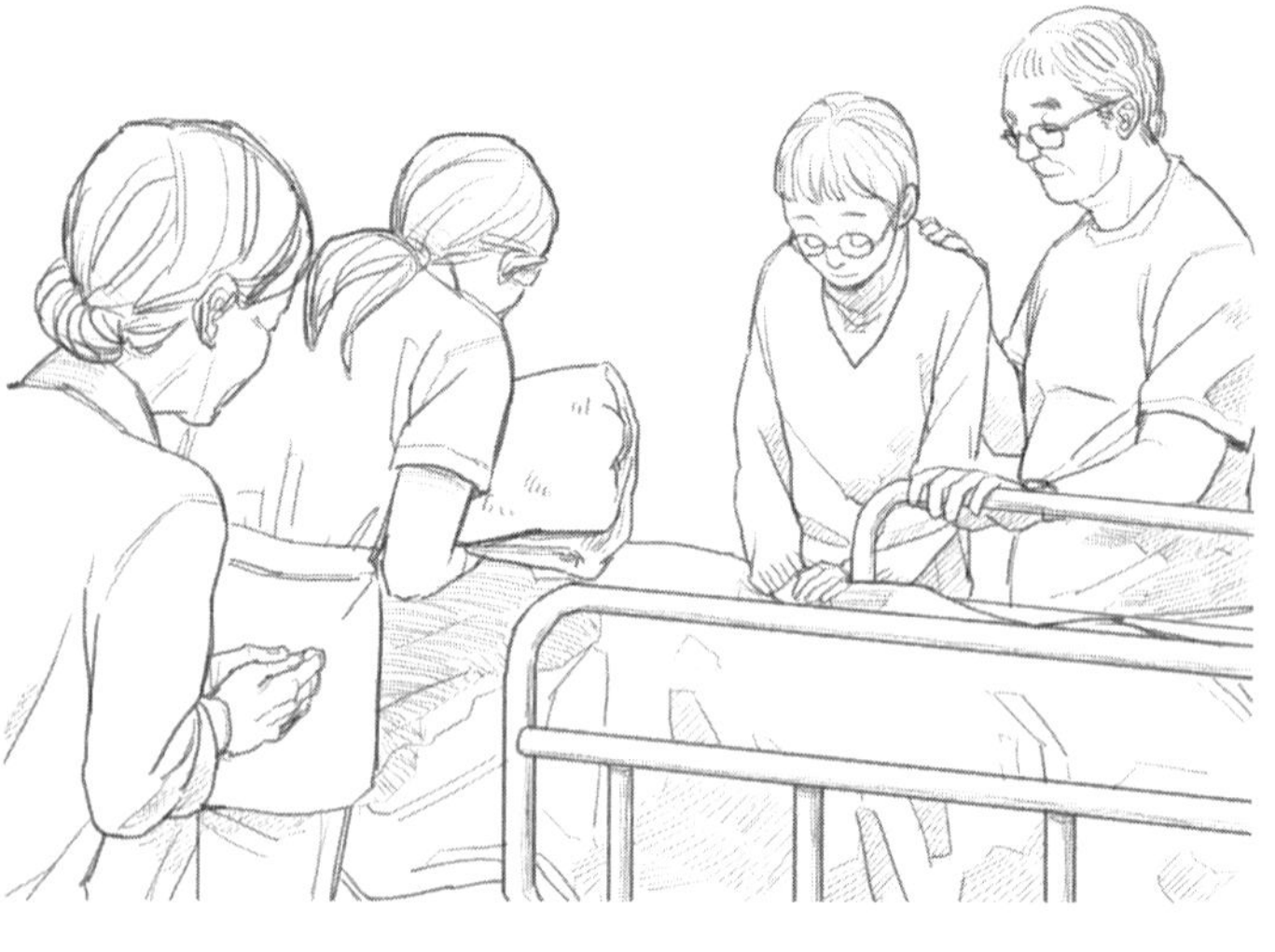

いる」と宣言。答えた責任をかかえ、たくさんのことを考えながら診療所に戻った。

一生懸命の家族に支えられながら家で暮らす毎日。高熱が出、呼吸が苦しくなると家で抗生剤を点滴した。一時的だが良くなって喜んだ。でも徐々に、徐々に体力は落ち、声も小さくなってきた。家族も不安だ。

入院なら医師・看護師がそばにいるのに。せめてもと、回診の代わりに毎朝様子伺いの電話を入れるようになった。朝の電話で家族が報告。

「静かになっている。食事量も減った。幸い呼吸は荒くない」不安だったが午後から往診。笑顔を見せてくれた。「っしゃ！　元気でしょう」家族が教えてくれた。

「お父さん、あと3日くらいで寿命が終わると言うんですよ。先生や看護婦さんにお礼を言わねばなんない。明日になったら声が出なくなるから、今日言わねばって。朝からずっと喉がひっつかないように水でうるおして。ほんとに、『あ・い・う・』の発声練習までやっていたんですよ」練習の成果を聞かせるように本人が言った。

「ありがとうございました。長く世話になりました。何のためにもならない年寄りに、毎日電話までもらって。感謝しています」ゆっくり、力を込めて声を絞り出した。何度も同じ内容を繰り返す。

「とんでもない。私たちこそ、こんな良い年寄りと家族に付きあわせてもらって、それにお礼はまだ早いけどね」大きな声で答えた。本音だった。

祭りの後、4時半ころ、緊急携帯電話当番の看護師からの電話が鳴った。

「今、佐々木さんの家に居ます。点滴したけど痰が粘っこくてとれません。酸素が下がって熱が出てきた。寒いと言っています」電話を受けて、隣町の佐々木さんの家に向かった。どうもまた肺炎のようだ。苦しそうだ。言葉が出ない。いくらかでもつらさをとりたい。抗生剤とステロイドの点滴を始めた。吸入も開始した。点滴の間、子どもさんたちと話す。佐々木さんの長男が言う。

「1ヵ月前に、最後まで家にいなさいと話し合ってから、安心してしまったのか、床に伏せるようになった。自分が居なくなっても、兄弟仲良くするようにと言っている。おとなしい弟が、今一生懸命父さんの世話をしている」

佐々木さんはいつまでも大きな父親だ。そばで弟さんが痰を吸引する。

「おっかなくて、看護師さんみたいに深くできないんです」そう言いながら中年になった末の息子は、父親の痰を取り、排泄の世話をしている。高齢になった娘さんが頻繁に冷たいタオルを額に当てる。

「夜中、だるいというから手足を揉んであげると少し楽になるようなんです」そんな話を聞きながらあれやこれやで、夜も8時になった。

点滴が全て終わる頃、絞り出した声を聞き取ることができた。

「……食・べ・ね・ば……」

「待ってくれ。父さん、今おかゆをさましているから」今は肺炎、食べるのは危なっかしいがダメとは言えない。

「むせたらすぐ吸引してね」一言残して、診療所へ帰る。感傷的な診療所の医者、帰りの道で佐々木さんの生きようとする意思、家族の頑張り、思いやりに胸がいっぱいになる。

誠実だった。立派だった。見事だった。99歳の人生が終わった。ついこの前、誕生日まで頑張った。

「金曜日あたりから調子が悪い」との連絡を受け、函館から江差に向かったのは、翌日の土曜日のことだった。これまで何度か危険な状態を脱してくれたステロイドと抗生剤の点滴を開始した。だが、今までとは反応が違う。点滴終了後、家族に話した。

「本人はみんなのために頑張ってきたけど、今回は難しいかもしれない。これで戻らなければ、『もう充分だ』ということだろう」そんな話をした。翌朝日曜日、函館に戻る前に往診に行った。

「佐々木さん」と声をかけた。なんという男だ。この苦しさの中で、目も見えない、声も出ないのに目一杯の笑顔を見せた。手を合わせる。唇の動きが理解できる。またいつもの言葉だ。もう良い。充分すぎるから、お礼はよして欲しい。

「すまない、こんな自分のために、毎日電話までかけてくれて、世話になった。ありがとう……」長男の嫁さんも言葉を添える。

「私にまでありがとうって手をあわせたんですよ。私、嬉しくて……」


まだ入院ベッドがある頃のことだ。佐々木さんの元気がないから、何かきっかけを作りたかった。今考えたら、医者のくせに危なっかしい粗雑な行動だったけれど、二人でドライブに行った。自宅から向こうの村までだったが、あれは楽しかった。車の窓から外を見ながら「ほー、ほー、たまげた。いやー。懐かしい」を繰り返しながら見せてくれた笑顔。景色の向こう、もっと遠くの何かを見ていた表情が忘れられない。あの時、佐々木さんは何を思っていたんだろう。歩いている人もほとんど無くて、犬がのんびり散歩をしていた。

「アイスでも食べますか」と言って店に入ったのは良いけど、それがいつのアイスかわからない。田舎の店のおばあさん、冷凍庫の氷の底からアイスを掘り出したのは参ったね。そのとき、元気な郵便屋さんだった頃のこと、この地域中を配達して回っていたこと、家族との思い出、色んなことを聞かせてもらった。

この町の外れの鉱山が生きていた頃は、この地域も人がいっぱいだった。バスにも乗れないほど人がいた。仕事がなくなり、人がいなくなり、バスが走らなくなった。やがて、年寄りはどこも行けなくなった。

「ほんとに先生何十年ぶりだ。ありがとう」そう言いながらまた遠くを眺めていた。

そんなことを思い出したのは、昨日の日曜日のことだ。

「急変したようだ」と看護師から連絡をうけて、江差に向かった。たまたま研修医の初日だったから、一緒に行った。穏やかな顔だった。午後6時過ぎ、臨終を確認させてもらい、家族にお礼を言った。

最後まで愚痴を言わず、家族を思う大きな父親だった。医者や看護師を気遣い、感謝の言葉を言い続け、満面の笑顔を見せ続けた。あろうことに若い研修医に最期の姿を見せてくれた。誠実で、律儀で、立派で見事だった。佐々木さんのことを忘れない。

物忘れは神様の最後の贈り物？

認知症って悲しいこともやっぱりあるよね。

いつもの彼と目が合った。ちょっと怪訝な顔の後、やや時間を置いて……

「ああ……あんただ……。あんただ……」と声をあげながら、おいでおいでのように手を振った。話しているうちに、少しずつ脳の神経回路がつながってくるらしい。時々
「先生、俺ね……」と呼びかける。寂しさ、戸惑い、焦り、半泣きの顔。今にも涙があふれそうだ。彼の脳に残った「社会性」が「耐えなさい」と言っているのだろうか。感情を抑え、言葉を区切りながらゆっくり絞りだす……。

「俺ね……目が覚めたらこんなところにいて……。何がどうなっているのか、分らない……んだ。知らない人ばかりで、怖いんだ……。お金も全然ないし……。怖いんだよ……。町に帰りたい。かあさんの所に帰りたい……」

必死の訴え、妻の気配を求めている。診療所の医者は、すぐには返事ができない。声に出さず答えを探す。

「忘れてしまったよね……。みんなが悩み、みんなが一生懸命話し合ったこと。奥さんも、悩んでとても悩んで、泣いていたよ。でも、二人とも高齢の障害をもった夫婦だから、どちらかが倒れたら会うことも出来ないんだよ。職員さんは、みんな優しい良い人たちだ。あのとき説明を受けて、あなたもうんと頷いていたよね。いつでも会いに来られるからと、この施設に入ったんです……。もう何週間も経ったんですよ……」こんな説明、何にもならない。だから、

歯を食いしばって言葉を探す。

「あんた、ここ終わったら町に帰るの？　先生、町に帰るの？」彼は、連れてってくれとは言わなかった。強く生きてきた人生、安易に人に甘えたりはしないけれど必死になって訴える。

「町に帰りたいんだ。かあさんと一緒に居たいんだ」と繰り返す。何か言わねばならないと口を開いた。

「奥さんね、調子が悪いんだ。腰も肩も悪くて、しょっちゅう注射をしているんです……。奥さん、いつもご主人のことを心配しています。またすぐ会いに行くって、言っていましたよ。奥さんのために、我慢してあげて……」こんな言葉で孤独が癒えるものではないが……。ほんのわずか、表情が過去に戻った。耐えている。じっと耐えている。少し納得した表情の瞬間

「じゃ、また顔見にきます」一方的に会話を断ち、逃げるようにして切り上げた。

そして、それからまた数週間が過ぎた。

今度は、会ってもわからなかった。

「どうですか？　調子は？」と聞いたら、

「どちらさまでした？」

「まあまあですかね。こういうものかな、と思います」とか言っていた。

「食事は摂れていますか？」

「そうだね。まあまあかな」

「ここは良いところですね」と声をかけたら、

「そうだね」と返ってきた。もう、悲しそうな表情はなかった。


きっとそれで良いんだ。彼は新しい世界に旅立ちつつある。

「物忘れは神様の最後の贈り物」という言葉があると教えてもらったことがある。穏やかな顔を見ていたら、そうかもしれないと思えてきた。

海の男ここで終わる

火曜日の午後5時前後のことだ。友の会（診療所と一緒に地域を考える住民組織）の水野さん、役場の保健師白鳥さんから
「体調の悪い人がいる」との連絡が入った。1年前から地域の配食サービスが、週に2回弁当を運んでいた。一人暮らしの80歳。
数ヵ月前から徐々に体重が落ちてきた。約1週間前からは、食べられず、息がつらくなって

きた。午後4時頃から極端に症状が悪化し、見るに見かねて連絡してくれた。看護師と一緒に、まずは自宅に訪問した。

聞いた通り、痩せ細った体、倦怠感が著しく起きることができない。ゼーゼー痰の貯留した呼吸音が聞こえる。右下肺の呼吸音が弱く、胸水かもしれない。指で測った酸素も、とても少なく、危険な状態と考えた。

しかし、不思議に表情が穏やか。入院を説得したが、

「家で死ぬのが自然」と言う本人の意思を変えることができなかった。

「自分は長く船乗りだった。陸に上がることはほとんど無かった。仲間はみんな海で死んだ。そういうものだと思った。ここまで生きて畳の上で死ねるのは幸せだ」入院しないという頑固な意思以外は、とても謙虚で紳士的だ。白い髭を蓄え、まるで仙人のよう。しかたない、

「ここで点滴していいですか?」

「お願いします」ゼーゼーと、肩で息をしながら笑顔で答える。治療の点滴を開始。

さて、夜10時前後になったが、付き添いは誰もいない。いつものことだが、こういう時に、責任を持てる人はいないものだ。しかたないから夜は、

「男で見回ろう」ということにした。友の会水野浩会長、役場の保健福祉課の高橋勝則課長さん、私、男3人の交代だ。たまたまこの3人は、心臓の手術をした男たち。「心臓手術後三

銃士」とも言う。どうでも良いことだけど、本人に伝えたら返事が洒落ていた。

「見回り、すみません。でも寝ていたら起こさないでね」朝、もう一度往診して話をした。

「この家に最後までいるのは反対しない。でもこれから起きる様々な苦痛にどう対処したらいいのか、状態を知る必要がある。短期で良いから、入院して欲しい。遠くの家族も、急で辛い思いをしているはずだ。受け止めの時間を作ってあげて欲しい」彼は、あくまでも他人への気遣いの人だった。答えは、

「自分のわがままで、みなさんに迷惑をかけた。了解した」今度は顔に笑いはなかった。私たちは安堵した。

たった半日余りの付き合いだった。でも、入院という短期の療養が終わって、終末期を迎え、やっぱり希望ならこの家で暮らしを続けるために、私たちに関わらせて欲しい。本人の望む最期の人生を手伝いたい。そう思いながら病院に送り出した。病院へ行く人も、送る人も、これが最後の人生だと疑わなかった。


そして、これが後日談だ。

2週間ほどして、入院中の彼に会いに行った。私は、自分の目を疑った。彼は、元気そのものだった。髭をそって少しふっくらしていた。

「人生の最後、この家で死ぬ」と言った男が、元気バリバリだ。言った言葉が振るっていた。「肺炎だったそうだ。いやいや、入院も良いものだね。食事は旨いし、何でもしてもらえるし」だと。あいた口がふさがらなかった。検査がむつかしい在宅医療は、時に大きな勘違いをする。在宅の医者は冷や汗をかいた。

そして、さらに後日談だ。しばらくしたら退院したと連絡が入った。「元気になったから、先生もう来なくて良いですよ」だと。「はいはい、良いですよ。困ったらまた連絡くださいね」

みのりさんは言いました「もう、おろり（踊り）らしたいくらい」

90代半ばのみのりさんが家に帰ってきた。1年以上前に、大腿骨頚部骨折で入院し、そのまま都会の施設に入所していた。認知症が進行し、食事量が減少し、流動食などでしのいでいた。口を開けなくなり、食事も拒否し、介護者を振り払うなど介護拒否の振る舞いが目立ってきた。医師にも「もうそろそろ胃ろうや鼻からの管を通しての栄養が検討の時期」だと告げられた。

家族会議で、自宅に戻って看取りをしようと決めた。病院からは往診の医療機関を決めるようにと言われた。娘さんが、思いつめたように外来に相談に来てくれた。

「食事量は、ほんとに少ないです。老衰の状態です。意識が残っているから経管栄養の管は外してしまうかもしれない。子どもには反応するけれど、分らないようです。幸いなことに、痛いとか辛いとかいうことは無いようです。膀胱の管が入っているけれど、交換するとき大きな声で叫びます。私はいま一人で暮らしています。不安はあるけど、自宅で看取ってあげたいです。でも辛そうにしたら、救急車を呼ぶかもしれない」

診療所の医師と師長は答えた。

「安らかな経過のこともあれば、肺炎など繰り返してつらいこともある。診療所は緊急時とか救命が必要な時に、力が及ばないこともある。地元の病院と連携も必要。点滴は苦痛が改善するようならしましょう。診療所の医師はその場にいないこともある。時間がかかることもあると承知してください。そんな不十分な体制ですが、可能なことは頑張ります」そんな面談のあと、２週間足らずで彼女は家に帰ってきた。

帰宅の翌日、まずは往診に行った。なんだか様子が違った。足が拘縮して動きは悪いけど結構顔色は良い。呼びかけに答えているし、意味がよくわからないけれど一生懸命話をしている。

声にも力がある。

「予想したより元気ですね」娘さんも戸惑いがちに言う。

「変ね……、そうなんですよ。帰ってきたときはぐったりして、向こうにいた時と同じだったんですけどね。昨日の夜、子どもや孫がみんな来て……ぐっすり寝たようで……」

「でもまあ、たった1日では、何とも言えない。少しだけ様子を見て、その結果で、また関係者皆を集めて、急いで合同カンファランスをしましょう」

そう言って、また1週間が経った。途中、尿のカテーテルが抜けて、診療所の看護師たちは大変だった。けど、1週間後の彼女は、もう、もう、何というか別人だった。看護師さんが声をかける。

「どうですか、調子は？　先生が写真撮るって言っていますよ。ピースできますか？」一生懸命ピースをつくろうとする。パーフェクトでは無いが両手のピースが撮れた。看護師は更に声をかける。本人は答える。歯が無いから、ちょっと聞きづらいけれどしっかりと答えた。

「やっぱりね……良いれすね……。いらくないい（痛くない）れすよ」そこまでは良かったが、「みんなで今から騒ぎらいくらい」「もう、おろり（踊り）らしそう……」にはみんなびっくり。側でそれを聞いていた娘さん。口をぽかんと開けた……。短期間勝負、看取りを覚悟して帰ってきた母が「踊りたい。みんなで騒ぎたい」と言っている……のだ。

診療所の医者は、改めて三つほど学んだ。人が何かを受け入れることを拒否し、苦しむ裏に、寂しさ、思いの届かない辛さが隠れていること。家の力、家族の力、人と人の関わりの大切さ。もう一つは、人の終末期を判断することの怖さと危うさだ。

「この話をみなさんに教えて良いですか?」と娘さんに聞いた。

「もうびっくり。学会でもどこでも話してください」

そして約1ヵ月。みのりさんは、家で暮らしたが、食事摂取量が不十分で脱水になった。以前から言っていた長生きしたいとの希望をうけて、病院に入院した。胃瘻からの栄養を導入し、施設に移った。

今も元気に暮らしているそうだ。それもまた、彼女が望んだことだ。それに何と言っても、遠い都会ではなく、江差の町の施設に入れたのだもの。良かった、良かった、みのりさん。

ここで「はい　さよなら」なんて洒落にもならない

これは、恥ずかしながら私自身の話だ。

2010年2月21日夜10時過ぎのことだ。単身赴任のアパートで、漠然とした胸の苦しさを感じた。

「またいつもの筋肉痛かな？　最近運動不足だし……」医者のくせに、病気だなんて思いたくない。なかなかおさまらないから深呼吸をしたり、狭い部屋の中をぐるぐる歩いたり、ストレッチ体操をして体をのばしたり……。シャワーを使ってみたり、まあ、色々試してみたが苦しさは消えてくれない。

「まさかな……」と思いながら狭心症発作用のニトログリセリンのスプレーを舌下してみた。すーっと苦しさが消えていった。

「ありゃ、まずい。狭心症の発作だ」と理解した。それから携帯電話を握ったまま、しばらく迷っていた。このまま多分落ち着くだろう。とりあえず今日は寝て、明日相談するか？　こんな時間に申し訳ないし、みっともない。明日の外来、今から交代の医者は頼めないし……。いや、でもだ。今血管が細い状態だから、心筋梗塞になったら、救急車なんてもっと迷惑だ。まいったな……。

だいたいが優柔不断な性格だ。結局「時間外受診をする、しない」の真ん中をとることにした。「受診しないで、道立病院の当直の先生に、電話だけはしておこう」まあ、中途半端な方針だった。

「どうも狭心症の発作みたいですが、治まったので大丈夫だと思います。電話したので安心しました。また苦しくなったらお願いします」考えてみると、そんなこと言われて当直の先生が

「分りました。危なくなったらまたどうぞ」なんて言えるはずがない。たまたま主治医として尊敬している循環器の先生が当直だった。

「すぐ来てください。心電図をとりましょう」電話だけで良いといったくせに返事は早かった。

「はい、今すぐに行きます！」即、タクシーをお願いした。これまたいつもお世話になっているタクシーの運転手さんが来てくれた。いつものように声をかけてくれた。

「先生こんな時間から仕事かね。大変だね」

「いや、今日は俺の心臓の発作なんですよ」聞いた運転手さん、無口になり、アクセルを強く踏んだのがわかった。吹雪の暗い道、海沿いの道を押し黙って道立病院に走ってくれた。

「あ……しばらく帰れないかな……」急にそう思った。

症状が治まっているにも関わらず、心電図は狭心症発作を示していた。そのまま一晩、点滴をつなぎ、発作を抑えてもらって翌日、函館の病院に転送してもらった。すぐ手術を受けることになったのだ。


事前に、血管が狭いのはわかっていた。手術を受けるのは2回目で、1回目は腹部の動脈瘤の手術で45歳の時だった。函館の病院で手術を受けた。とても親切な看護師さんがいて、私が医者と知って、色々なことを話してくれた。

「大城さんはそんなことないだろうけど、意外とお医者さんて、困る人がいるの。患者になっても、普段の医師の権威を振り回す人もいるわ。偉そうにすぐ怒ったり、命令したり。そういう人に限って気が小さくて、手術の前に逃げようとした人もいたわ。麻酔が切れかかる頃、人格が変わったように、もっと凶暴になったりね……」そんな色々なことを教えてくれた。

不安になった。それから約1週間、私は密かに麻酔から目が覚めた時のイメージトレーニングを開始した。手術直前、麻酔が効き始めて眠りに入る時、まず

「ありがとうございます。よろしくおねがいします」と言うのだ。手術中は、お任せだ。一番重要な瞬間は手術が終わって目が覚めた時だ。最初に気がついた時、多分手術室の隣りあたりの看護師さんの顔が目の前にある。きっと「大城さんどうですか?」と聞かれるのだ。よし、答えよう。

「看護師さん、ほんとにありがとうございました。おかげさまで助かりました」と言うのだ。このフレーズを言う自分を、繰り返しくりかえしイメージした。そして腹部大動脈瘤の手術を終わって麻酔から目が覚めたとき、イメージ通りの感謝を言うことができた。そのことを思い出した。今回もそうしよう。

イメージトレーニングは終わり、家族に送られ、手術室に向かった。わずかな不安が残って

いた。

「予想以上に血管が細かったら、予想以上に時間がかかったら」往生際の悪い不安が残っていた。しかしだ、手術室に入る直前に美しい声が聞こえた。

「先生、私ここに居るわ。頑張って」私が、青年医師の頃、稜北病院で一緒に働いていた看護師さんだった。手術室の師長さんになっていた。勇気凛凛、最後の不安が消え、頭の中が雨上がりの青空のようになった。「サンキュー」とか言って、目を閉じた。そして、手術は終わり、おかげさまでイメージトレーニング通りのお礼が今回もできた。たくさんの人に助けられて、また仕事ができるようになった。

「ここで一緒にくらそうよ」どころか、

「ここで、お先に。はい、さよなら」では、洒落にもならない。

私は、運の良い男だとつくづく思う。

二人で仲良くやってくれ……

トシさんはもの忘れが進んできた。80代も半ばになって、何分か前のことも忘れるようになって……。糖尿病もひどくなった。娘さんも、ケアマネージャーさんも、ヘルパーさんも、看護師さんも、みんなが頑張って父さんと二人の家での生活をさせようと思って頑張った。でも高熱が出て、血糖値がひどく高くなった。命の問題だから、緊急入院をお願いした。結局インスリン注射になったけど、家庭持ちの娘さんが

「1日1回なら注射できるから、なんとか1回にしてください」と入院の先生にお願いして、コントロールが悪くても家に帰ろうよと話し合った。まあ、在宅医療は妥協も必要だ。入院と同じことを目指したらいつまでも退院できないから……。家に帰ったら、それまで以上にヘルパーさん入って、食事をしっかり作ってもらった。退院してからも、誰もいないときは、お櫃のご飯をたくさん食べた。

「しょっぱいものを食べるな」と言ってもやっぱり無理で、娘さんが

「間食はするし、ジュース飲むし」と怒っていた。尿道カテーテルはしょっちゅう抜けて、そのたびに、娘さんが「一生懸命のヘルパーさんに申し訳ない、看護師さんに申し訳ない」と頭を下げている。それでも良いさ。

「医療は医者の責任だから。娘さんは気にするんでない。看護師さんもヘルパーさんも仕事だし」と私も恰好をつけて慰める。

「何を食べても、何を飲んでも良いけどね。ただ量を過ぎないことだけ、気をつけて。それと、美味しいと飲んでいるコーヒーだけれど、ちょっと飲ませてもらったら、わかめが浮いていた

よ。私は、これはわかめの味噌汁に砂糖を混ぜたんだと思うけどね。トシさんが美味しければ。でもトシさんのコーヒーには、塩分も含まれているから気をつけて。血圧も高かったから」

さてと、色々あるけど、「家で暮らせて良かったね」とほんとうに思った。

物忘れは結構進んだくせに、駄目だと言われても、母さんは、毎朝イカをさばいて父さんと二人で食べる。しょっちゅうイカをさばくから左手首が痛くなったんだって。「これは何?」手首に、細かい紐が巻かれていたのでトシさんに聞いた。こうすると痛みがとれて良くなると、若いころ漁師だった父さんが結んでくれたという。

「父さん、結構器用だね」と言ったら、

「んでもないけどね……」と父さんは、笑顔で答えた。母さんは言ったものだ。

「この紐、最初は効いたよ。あとは、大してね」何を偉そうに、父さんの世話になっているくせに……。

「二人仲良いんだね」と言ったら

「んだよ、二人だもの、仲良くしないでどうするの!」だと。

「はいはい、今日は仲良いご夫婦、見せつけてもらってありがとうさんでした」

まあ、みんなも助けてくれる。なんぼ忘れても、この家で二人仲良く暮らしてくれ。

自由の女

ユキさんが、病院を退院してかもめ荘に移ってきた。もともとは、一人でアパートに暮らしていた。発熱し、腰もひどくなって歩くこともできなくなり、仕方なく入院した。担当の先生やケアマネージャーさんが心配して、

「もうひとり暮らしは無理だ」と言った。遠くの息子さんたちも心配して、かもめ荘にやってきたのだ。

「お！　ユキさん、よかったわ。ここに来てくれて。遠くの町の施設だったら、もう会えないと思っていたから」と声をかけた。予想外の反応が返って来た。リウマチで曲がってしまった指を私に向けて低い声で唸るように言った。明らかに恨みの表情だ。彼女は言った。

「先生、一生に一度のお願いだと言ったでしょう。一度で良いから、ダメでも良いから、一回家に帰してと言ったでしょう」私はうろたえて

「いや、だけど、入院中の患者さんの方針を私は決められない。息子さんや、ケアマネージャーさんみんなが心配してくれて、それにここならみんなに会えるし……」と反論した。ところが、ユキさんは、また指を差して繰り返した。

「一生に一度のお願いだと言ったでしょう。一回、家に帰してと言ったでしょう」

取りつく島がなく、施設の職員さんたちに

「助けてくれ、あれだけ恨まれたら俺もつらい」と、弱音を吐いて引き上げた。職員さんは笑っていたけど、こっちはたまらない。どういうことかと言うとだ。

結局ユキさんが自由の人、生きる権利の塊ということだ。その根性たるや、米国の人権指導者マーティン・ルーサー・キング牧師、インドのマハトマ・ガンジーくらいだと、私は彼女を尊敬しているのだ。

リウマチで手の指が大きく変形し、足の力も落ち、おまけに視力まで悪い彼女は、すでに世間の常識では数年前から一人で暮らすのは無理だった。しかし、彼女は自由を望んだ。自由だという権利を主張した。そして自分だけでは日常生活ができない彼女は他の人に頼る技術に優れていた。そして、お世話になった人たちへの礼儀を尊んだ。彼女が一番頼っているのが古岡さんだ。往診でも何度か聞いた。

「これ以上不自由になったらどうする?」彼女は答える。

「古岡さんに相談する。助けてもらう。それでダメなら施設に入る」だから彼女は、古岡さんにいつも感謝している。あるとき聞いたことがある。たまたま少しだけ古岡さんからお金を借りたそうだ。その使い道は古岡さんへのお礼のお歳暮だったそうだ。彼女はほんとに礼儀を重んじる。

あるとき、役場からＳＯＳが入った。ユキさんの家から、緊急通報システムの連絡が入ったのだという。

「動けない、呼吸も荒いし、熱が高い」と訴えたそうだ。大急ぎでみんなで行った。役場の健康福祉課の職員さんたち、ケアマネージャーさん、看護師、総勢８名ほどが彼女の狭い部屋に集まった。

「もう入院だ。これなら危ない。点滴も必要だ」彼女は頑として入院を拒否した。

「だって、このままじゃ、命も危ないけど、便、しっこも垂れ流しだよ」彼女は反論した。

「自分でできる！」どう考えたって無理なことは分っている。入院の説得は私の役割だ。挑戦的に言った。

「そう、それじゃ起きてトイレまで行ってみて」彼女はちょっとだけ
「うっ！」とか小さくうなって、全身の力を込めて起きる行動を試みた。もちろん不可能だった。「ほら、無理でしょう」と言いたくなるのを我慢してじっと見守った。本人が自ら納得するのを待とう。彼女は、何度もなんども何度も、起きようとした。立とうとした。息が上がり、下を向き、少し休んでまた起きようとした。いつまで続くのか……誰も声を出せなかった。安易な言葉なんて言える雰囲気じゃない。私は胸のなかで思う。「そんなに、頑張らないでくれよ。

俺たちが辛いでしょう」しかし、彼女は諦めない。結局、根負けしたのは私だった。

「駄目だ、俺は説得できない。誰か説得できるなら頼む。抗生物質の点滴など、命を助けることはできると思う。あとは悪いけど介護と見守りの問題でないか」

その場の流れは大きく変わり、ケアマネージャーさんは困っただろうけれど、

「いま連絡をとって、見守り体制を確認します」と言ってくれた。他の人たちも
「私も、何時頃来てみます」と提案してくれる。結局、ユキさんの思いのように、入院せずに、たくさんの人が動いて、アパートでの治療になった。


……もう、しかし、こういうことは、一度だけではないのだ。

そんな彼女が、今回だけはよっぽど苦しかったようで、数日後に入院した。そして私は気になって入院中の彼女に会いに行った。ちゃんと断って話した。

「私は何も約束できないよ」でも彼女はまたいつものフレーズを繰り返した。

「一生のお願いだ。家に帰して」


話しが長くなりましたけど、そのアパートに帰れず、かもめ荘に移り、頼みを聞いた私を批判したのだ。かもめ荘に移って2度目の面会で、今度は泣いた。

「ここは良いところです。でも、自分のテレビを見て、好きな時に好きなものを食べて、好きな時に寝て、友だちと電話をして、友だちが持ってくるおかずを食べて、今まで通りにしたいだけだ」彼女は泣いているように見えた。一通り話をしたが、力及ばず……。神妙に聞いていた私に、

「また顔を見せに来てちょうだいね」今度は、にっこりと笑って言った。

診療所の医者は、まんまとユキさんの熟練の術にはまっていたのだ。安堵感という報酬を得、これからもユキさんのために頑張らねばと思いながら帰路についた。

Ⅲ 研修医たちと一緒に成長していく

青年医師（研修医や医学生）がやってきた

たまにだが、診療所に研修医や医学生が来てくれるようになった。1年に数人程度。2週間くらいの付き合いだが、私や診療所、地域にとってどれほどに大きな影響をもたらしたことか。自慢じゃないが小さな地域だから全体像を理解するにはそう時間もかからない。

この地域の急性期から慢性期まで幅広く対応する道立江差病院の院長先生に会ってもらい、地域のセンター病院の役割を学ぶ。

医師会長さんの病院にも一緒に出かける。高齢の患者さんの多くが管から栄養を取る慢性期の病院。医療と介護が必要になった患者さんたちの老いた生き方のひとつの形がここにある。時々回診中の院長先生に会うこともある。院長先生が「良い町だから仕事で来れば良いよ」と声をかけてくれる。

上ノ国診療所の先生はたったひとりで1日中、外来、高齢者施設を担当している。この地域の休日当番システムを築いた功労者。そんな自慢の先生たちに会いに行こう。

それぞれの介護施設も頑張っている。役場にも保健所にも行ってくれ。夜はたまに友の会の人のお宅に行こう。みんなが青年たちを歓迎してくれる。私はいつも言われる。

「先生は良いな。良い青年たちに会えて」その度、自分の息子や娘のように鼻が高い。たまに研修医が言ってくれる。

「10年後に来ます」「20年後に来ます」「30年後に？」

俺はもう、この世にいないっしょ。嬉しいけど、期待しないで待っているから。

はじめての研修医

女医さん研修医がやって来た。未だに、彼女はなぜ江差に来たんだろうと思うことがある。江差を含む医療圏である南檜山の人たちは初期研修医という生き物を見たことがなかった。医師会の先生たちも言っていた。

「研修医が来るなんて無いっしょ」医者たるも

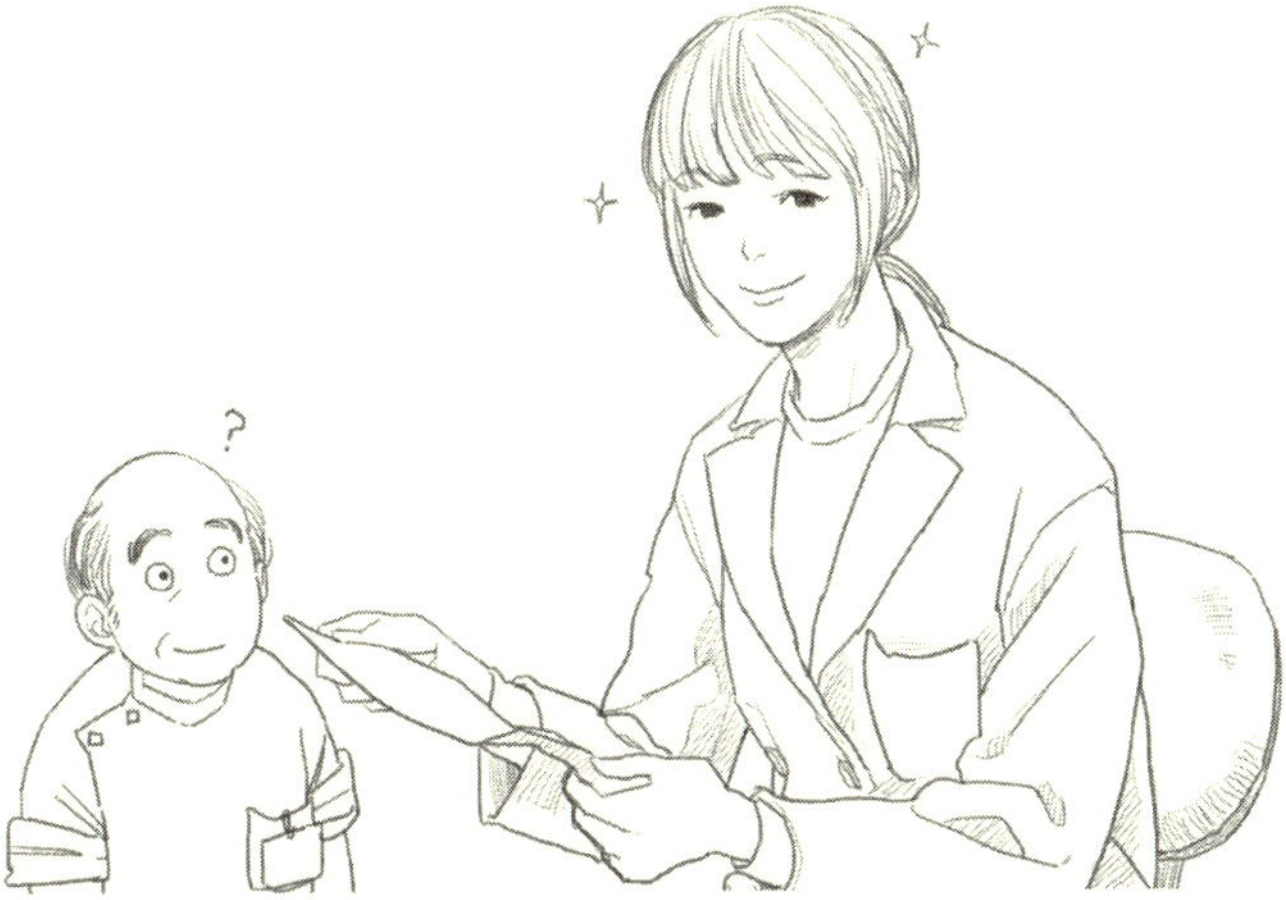

の、まず大きな病院で研修して、充分働いて最後の人生で来るものだ。友の会のみなさんにも「研修医のお世話をお願いします」と頼んだが、当然みんな意味が分らなかった。「なんでここに来たの？　何をしてあげたらいいの？」と言うのだ。

恐る恐るお付き合いをした。田舎の人間だもの。要領がわからないから、とにかく物をやった。友の会の人たちは、狭い町を連れて歩いた。友の会の伯父さんたち、若いめんこい（かわいい）研修医に、浮かれてしまって、楽しそうだった。診療所の小さな医局に帰って来たときには、両腕に抱えきれない民芸品やら書物やらを持っていた。さすがにその後は、物でつるのはやめたようだ。そう、それにしてもみんな勝手がわからなかった。私自身もどうも勝手が違った。

私の知っている医師はだいたいが勉強だけは出来たが、風采のあがらない男たちだった。女性でかわいらしくて、おしゃれで……そういう青年が、医者になる訳がない。そう思い込んでいた。

研修医との会話は新鮮だった。

「『ベッド廃止』を議論しているが、どう思う」と聞いた。

「入院がないと医療が成り立たないわけではないと思うんですけどね」衝撃的なことをあっさりと答えた。二人で外来の患者さんの記録を振り返ってわからないとき、

「ちょっと待って下さい。札幌のボスに聞いてみます」と目の前で札幌に電話をする。即解答が返ってくる。

「先生、分りました。札幌の先生は、ほんとになんでも知っています」そして診療所で経験したことを仲間の医師たちに「メーリングリスト」なるインターネットで報告し合っている。唖然とした。

「俺の背中を見ろ」式で育った私には知らない生き物だった。私の先輩医師は言っていた。診療所所長で赴任した時、前所長からの申し送りは、

「まぁ、やりながら覚えていくさ」だったとか。いつの間にこんな研修医の時代になったのか。

彼女は時代遅れの私にとって、不思議な世界、現代社会への案内人だった。

それから時々、研修医・医学生が来てくれて、地域のミニコミ誌で紹介して、勤医協外の地域の人たちも研修医という生き物に少しずつ馴染んできたように思う。

青年たちを通して知った。地域にいながら、地域医療のあり方を知らなかったこと。長くいれば良いというものでもない、もっと質を上げることができるということが分った。細やかに医療技術を工夫すれば、在宅で癌末期を支えてあげることができると教えられた。

「この地域だって、もっと住みやすくなる。無いものねだりの前に、まずは今ある医療・介

護の資源を使って協力しあうことが大切だ。江差には、すでに頑張るたくさんの資源がある」と教えられた。

どうして診療所に来たこともない彼女が、地域の医療に対して適確な意見が言えるのか？不思議だったが、青年たちと勉強するうちに理解ができるようになってきた。彼らは都会にいながらも、地域医療を学んでいるのだ。経験だけで仕事をしてきたことを恥じたとき、「経験知をプライマリケア学の体系で整理することができる」と教えてくれたのも、青年たちだ。そういう教育をしてくれているのは、札幌の研修病院だと理解した。ただ、研修生活を応援する要領がわからず、彼女の研修記録があまり残っていないのは残念だ。

お爺ちゃんの命が受け継がれていった

この地域で迎える終末期の人生を考える度に思い出すことがある。若い研修医が、頑張って担当した患者さんの最期の人生と家族のことだ。２００９年7月のある日、江差診療所に函館の専門医から電話が入った。

「末期の多発性骨髄腫の患者さんが、最期に家に帰りたいと希望している。江差診療所でサポートできないだろうか」患者さんの地元は、江差診療所から車で約20分の隣町。慣れ親しんだ家で、人生の最後を迎えることを望んでいるという。専門医は電話口で続けた。

「家族は『何があってもいい、一日だけでいいから帰してあげたい』と言っている」のだと。私は了解した。

丁度良い。診療所には短い期間だけれど、とても優秀な研修医が来たところだ。

その電話の数日前、休日当番で腹痛の患者さんにエコーを当てていた時、札幌から研修医が到着した。だぼだぼの白衣に着替えた女医さんは、可愛い高校生が見学に来たような光景だった。ところがこの女医さんが

「十分な技術ではないですが」と言いながらエコー検査を始めると、そんな失礼な感想はすぐ

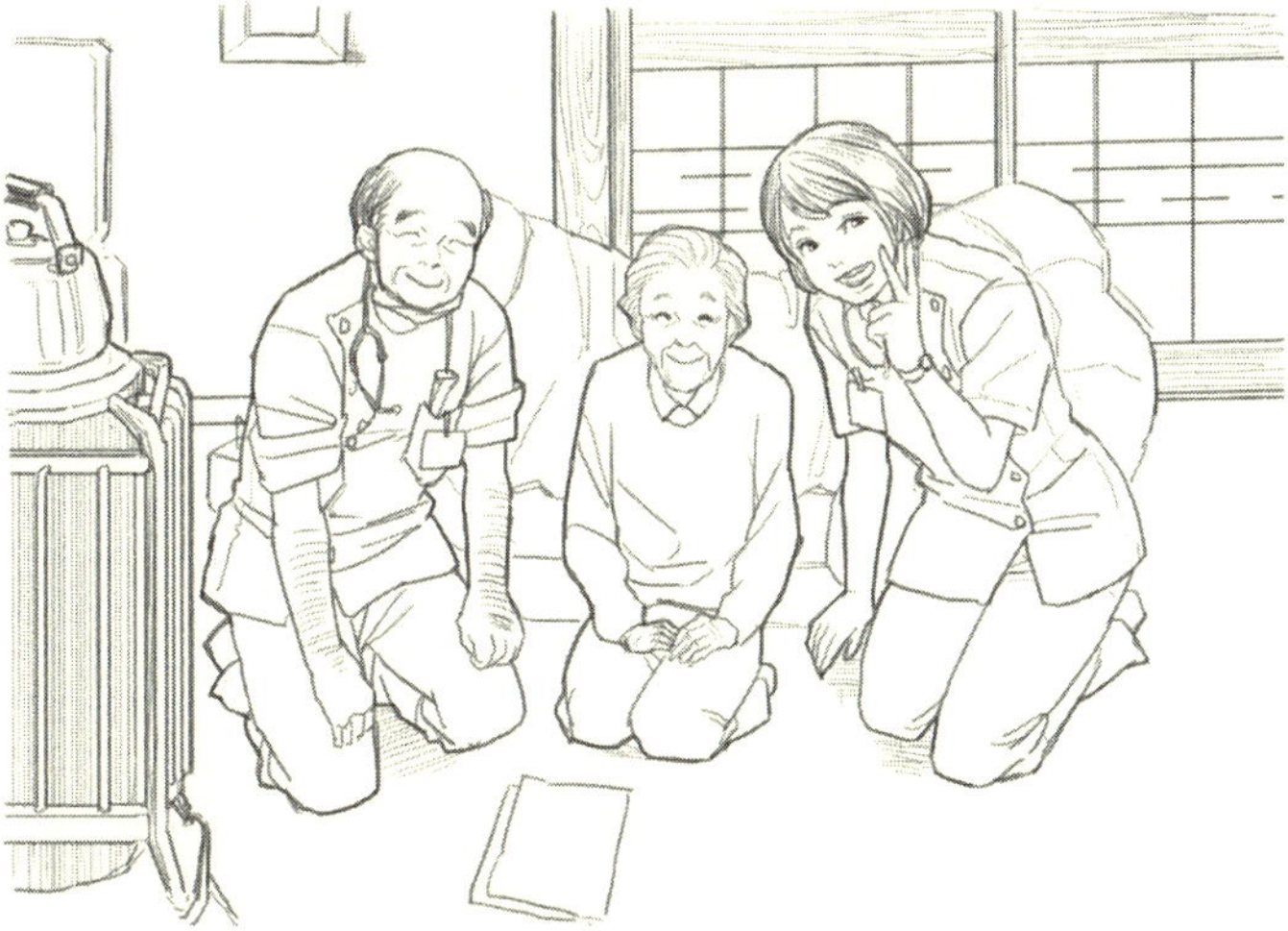

に吹っ飛んだ。

「腎臓がひどく拡大しています。尿閉、腎不全ですね」その手際の良さと的確な説明に驚いた。終末期の患者さんを、在宅でサポートする機会はめったに無い。研修医にとっても良い経験になるだろう。難しい依頼を引き受けた理由には、そんな気持ちもあった。

患者さんを実家に連れて帰る前に、一度本人に会っておこうと、函館の病院を訪問した。思わず「あれ」と声が出そうになった。患者さんはかなり苦しそうだ。両手が空中を掴んでいるようで、目はうつろ。誰かがずっと見守っていないと危ない様子だ。これでは在宅医療は無理じゃないか……。田舎の医者は、気が弱い。

「まずは退院の延期を交渉しよう。このまま連れて行ったら診療所のみんなも心配するわ」しかし遅かった。江差診療所がサポートすると聞いた娘さんは、すっかり喜び、すでに退院は翌日と決まっていた。

「先生ありがとうございます。よろしくお願いします」だって。

翌日、頭を抱えて診療所に戻った。私は研修医に言った。

「この患者さんは、現在の診療所では最も困難なケースです。この地域で積極的な看取りの経験はありません。短期間だが、あなたが中心になって解決してほしい。必要な資料は提供します。責任は所長が持ちます」実に大袈裟な口上だったが、研修医はあっさり引き受けた。

研修医は、早速ベテランのスタッフたちによる在宅ケアチームを招集した。

「責任を持ってバックアップする」と意気込んだ所長の存在はまったく不要だった。

チームはすぐに動き出した。研修医は、

「毎朝往診しましょう」

「ハイハイ、所長も一緒について行きます」

「看護師さん、訪問に同行をお願いします」たまたま居合わせた函館の薬剤師さんたちも、興奮状態。この地域の終末期に合わせて、

「これは要らない、この薬を使おう」と真剣に話し合って、精いっぱいの提案をしてくれた。

「訪問看護ステーションさん、毎日の点滴、患者さんの観察お願いします」

「道立江差病院には麻薬鎮痛薬の処方と、いよいよ危なくなった時のバックアップをお願いしましょう」研修医は、症例を詳細に調べ、知らないことは、やっぱり札幌の指導医に相談した。

彼は帰宅することができた。函館から車で1時間余りかけ、付き添いの家族と一緒に家にたどり着いた。

「よかった、よかった」本人が言った。函館で入院中に会った時とは別人だった。穏やかだった。奥さんと娘さんが言った。

「一日でも、という希望が叶いました。先生ありがとうございます」

お爺ちゃんとの最後の時間を過ごすため、近くに住む子どもや孫、札幌からも家族が集まった。総勢十数名、合宿のような毎日になった。終末期で寝たきりのお爺ちゃんの側を、小さな子どもたちが楽しそうにワーイ、ワーイと駆け回っている。お母さんが怒鳴る。

「こら！　静かにしなさい。お爺ちゃん病気なんだよ！」

「お母さんの声の方が大きいですよ」子どもたちは、お爺ちゃんがどんな状況か知らない。毎日が新鮮で、楽しい田舎暮らしに大騒ぎ。

帰宅から2～3日が経った頃、意識状態が改善し、多少の会話ができるようになった。なんと、アイスやカレーを口にし、むせずに飲み込むことができた。表情が良くなり、笑顔も見られた。

研修医は、布団の横で、函館で覚えたイカ踊りを踊ってみせた。お爺ちゃんは、イカ踊りの研修医先生を楽しみに待つようになった。このまま良くなってしまうんじゃないかと錯覚するほどだった。

しかし、7日目、また苦しみの表情に変わった。鎮静剤の調整に難渋した。家族も不安定な状態になった。私が留守の数日間、研修医は家族からの呼び出しに応え、1日7回、片道20分かけて往診に通った。

退院後10日目。往診に訪れた研修医に、お爺ちゃんが言った。

「もう、今日か明日だと思うんだ。ありがとう」

「満足ですか？」研修医が聞いた。

「満足だ」お爺ちゃんはそう答えた。

なんという命の会話だろう。死を悟り、死に向かう男と青年医師の言葉のやり取りに、鳥肌が立った。

その夜、研修医は急用のため一旦札幌に帰ったが、気になってすぐに江差に戻ってきた。その数時間後、家族から「呼吸が静かになってきた」と連絡が入った。

11日目の朝4時、ご家族のみなさん、孫たちと研修医に見守られながら、彼は静かに息を引き取った。

「先生ありがとう」奥さんや娘さんたちが、心からの感謝を述べてくれた。

おばあちゃんとお母さんが、孫たちに言った。

「みんな、お爺ちゃんにお別れしなさい。手を握ってあげて」

一番小さい子は、この時間の意味がわからなくて、大人たちの涙に戸惑っているようだった。

真ん中くらいの子は、お爺ちゃんの手や顔を触り、泣いていた。一番上の子は、お爺ちゃんの死を認めたくないからか、触れるのを拒み部屋の隅にうずくまって泣いていた。彼女は、おじいちゃんが大好きだった。お母さんに

「ほれ、お別れしなさい」と言われても、「いやだ　いやだ」と言うように、いつまでもずっと顔をあげずにうずくまっていた。

お爺ちゃんの命の大切さが孫たちに伝わる時間が、静かに流れていった。

看取りの瞬間は、救急車。よく頑張った息子さん

その研修医は往診先で小さな女の子に「イケメン」と呼ばれた。稜北病院で3週間、リハビリを中心に勉強してきたと言う。

到着したのは、丁度友の会の新年会が開かれているときだった。すぐに、

「歌や踊りで盛り上げてくれ」と頼んだら、ちょっと練習しただけで、ヘルパーさんたちの踊りにきちっとはまったそうだ。素敵な研修医さんだと評判になった。

「羨ましいな……若いイケメンの医者は」あ……そんな話ではない。

「江差はたった1週間か。頼みたいこと、いや、勉強してほしいことたくさんあるのに短いな」

そう思いながら患者さんを担当してもらった。

心不全が重症なのに入院したくないと言う頑固者だ。もともとこの地域の学校の教員をしていた彼は、明治生まれだ。90歳を過ぎてもう100歳に近くなったが、頭と口はとても元気だ。でも心臓の働きはとても悪く、心臓の超音波で検査をしたが、ほとんど動いてないように見える。外来で、何回か臨時入院を繰り返した。

外来に来るのがむつかしくなり、2週間に1回の訪問診療になった。せっかく訪問しても「もう生きるのは十分だ。早く死にたい」と言っていた。大切な妻と長男さんを先に失ったからだ。困ってしまった。死にたいと言う患者さんに治療を考える医者もゆるくないのだ。

心臓の働きは更に落ちて、足のむくみも強くなった。ちょっと動いても息切れするようになった。都会から心配して来た息子さん夫婦も一緒に「急変の可能性」について話しあった。本人は家で死ぬと宣言していた。

息子さんは困り果て
「意識のある間、本人の希望を優先するしかない。頑張れるだけ頑張ります。しかし、苦痛があるのに家族としては見ていられない。そのときには、病院にお願いしたい」と言っていた。

全身がむくみ、ゼーゼーし始め、再三入院を勧めたが納得しなかった。

「自分自身の人生だ。自分自身の判断で選ばせてほしい。何があってもこのまま家で死なせ

てほしい。どうしても救急車で連れていくなら考えがある」息子さんの説明だと、自ら死を選ぶと脅したそうだ。まあ、

「ほんとに明治男は頑固だ」これでは、医者も子どもたちも、100歳近い男に脅迫されているようなものだ。診療所の医者はもう仕方ないと思った。年末、

「好きにしたら良いわ。好きなもの、しょっぱいものもたくさん食べたら良い。せっかく息子さんが心配してくれているのに、年は越せないかもしれない。それも本人の人生だ」というようなことを言った。

ところが、その後、研修医に話したようだ。

「自分は反発心の塊みたいな人間だ。医者に引導を渡されたとたん『それなら生きてやる』という気持ちになった。元気な自分になって、医者を見返してやろう」と。

なんというひねくれ者だ。その後、これをバネに節制して、ほんとうに元気になってしまった。

息子さんは、長く疎遠だったが、都会から生活の場を父のいる実家に移し、親孝行を続けた。一緒に買い物に行き、背中を流した。一生懸命だった。

そして、診療所の医者が不在時の最中に、呼吸が荒くなり、意識がなくなり、息子さんは救急車を呼んだ。事前にバックアップをお願いしていた道立病院の先生が人生の終わりを確認してくれた。

後日、息子さんと話した。

「よく頑張った。最後の瞬間はどこでも良い。本人の意志のある間、ほんとに立派な親孝行をしている様子を見せてもらった」

地域で最後まで、死まで見届けることはとてもむつかしい。国は在宅での看取りを強調する。人手の乏しくなった地域、ご近所さんも高齢者ばかりになった地域、死の文化が病院だけになってしまったこの国の地方で、新たに地域で死の文化を取り戻すのは相応な時間が必要だ。でもね、家族や知人たち、終わりゆく人を大切にしてくれる人たちの役割は、「生きている時間を共有し、寄り添っていくこと」であり、死の瞬間は病院とか専門の方にお願いしていいんだ。私は、そう思っている。

人間は、今まで暮らした温もりのある家で、家族が見守る中で息を引き取ってきたんだな

2010年9月、背高のっぽの大きな瞳に星が見えるような研修医がやってきた。来月には、子どもが生まれる予定だと言う。丁度そのころ、がんの治療中だったり、人生の終わりに近い

患者さんだったり、診療所にとっては重症の患者さんが数人いた。江差に到着したその日のうちに伝えた。

「丁度良い時に来てくれた。研修医の仕事、いや、勉強だ。３人の訪問診療の患者さんを受け持ってもらいたい」

あとは、彼が後日書いてくれた手紙から引用させてもらおう。

「翌日から、毎朝７時から往診に出発、それぞれの患者さんの家を一人で回りました。それぞれ10分から30分くらいかけて回りました。移動中は、ほとんどが海岸線で、朝からとても気持ちがよかったです。毎日ご自宅に行って、家族や、本人とお話をしてきました。最初のうちは、今までの経過など聞いたりしていたんですが、そのうちテレビを見ながら雑談をしたり、江差のお話などを聞いたり、趣味やどんなことが好きかなど、いろいろお話しをして頂きました。

往診６日目からひとりの患者さんの病態が悪化し、７日目に自宅で亡くなられました。ご家族からの連絡があり、駆けつけた時には、すでに意思疎通は困難でした。呼吸も浅くなっていました。３人の息子、娘さんたちに温かく見守られながら、だんだんと眠るように息を引き取られました。

自分の担当患者さんが亡くなるのは、この方が初めてでした。大切な家族に囲まれた在宅での死は、生活の一部のような自然さがありました。きっと100年、1000年、もっと前から人間は今まで暮らした温もりのある家で家族が見守る中で息を引き取ってきたからなのかもしれないと思いました」

亡くなられた患者さんは、もともと道立病院で治療されていた患者さんだった。入院が嫌いだったようで、せっかく病院の先生がゆっくり療養しようと言ってくれるのを断って家に帰ってきた。ご家族は最後苦しむのではないかというのを大変心配していたが、道立病院の先生が「苦しくなったら病院で診るし、最後は道立病院に入院してもらいます」と保障してくれたから、安心して訪問診療を受けた。毎日研修医が訪問し、私は間をおいて訪問した。食べられないときは少しだけ点滴をした。

「あ……家でこんなことができるんだね……」と喜んでくれた表情がとても良かった。感謝していると言ったので、写真を撮らせてと頼んだが、恥ずかしいと断られた。そこで持っていた沖縄の小さな「シーサー」の人形を渡して、「これあげるから」を交換条件に写真を撮らせてもらった。沖縄の守り神「シーサー」を持つ照れくさそうな彼女の写真は、私の宝物だ。

その数日後、研修医が手紙に書いたように、静かに息を引き取った。結局病院には入院せず、本人の思い通りの最後の人生を終えた。研修医の丸い大きな目から涙が流れた。ご家族が「こんな終わり方があるんですね。私も、こんなふうにしてもらいたいと思います」と言ってくれた。その言葉が忘れられない。人生の最期は、予定通りでないこともある。いずれにしても、大切な人に寄り添ってもらい、自分の思い通りに生き抜けば良いのだと思う。

研修医が書いたまとめを紹介しよう。

「地域医療に触れて思いました。在宅医療を行うためには、家族のマンパワーや医療者間の連携などが必要であると感じました。家族のいない人、家族の不安が強い人、周囲に協力してくれる友がいない人、信頼できる家庭医、医療者がいない人なども多く、やはり在宅医療は難しいと感じました。

在宅で終末期を暮らすことが出来る人は、本当に幸せだと思います。施設にいる高齢者の方たちは、ほとんどが自宅に帰りたいと考えています。しかし、子どもたちが外で仕事についたり、在宅で介護できる環境がない人たちも多く、家族は家族で、悩んでいます。もちろん、面倒はみたいが、仕事を辞めるわけにもいかないし、息子の嫁一人では、面倒を見られません。若い世代の都市部集中もあり、地域の限界を感じました。どうしたら良いのか悩みます。

江差の研修では、ご飯がとても美味しかったです。少し太りました。海が綺麗でした。美しい自然があります。でも、町にあまり人がいなくて寂しかったです」
先生は、小児科医になるって言っていたよね。良い医者になるぞ！　きっと。

曲がっている手がポテトチップに伸び……あれは芸術的だった

研修医さんと一緒に午後訪問診療に行った。70代半ばの脳性麻痺の患者さんだ。弟のお嫁さんがずっと看てくれている。両方の手足が硬直し目を閉じ寝たきり。普段は、ほとんど声も出さない。一見すると管からの栄養が必要な患者さん。でも家族は、胃ろうを選ばなかった。刺身でもラーメンでもなんでも食べる。好きな物を嫁さんが食べさせてくれる。嫁さんは、もう介護が人生の一部のようだ。
「介護人生を我慢するなんて勧めないよ」と話したことがある。嫁さんは答えた。
「でもどこかに旅行に行っても、気になって落ち着かない」と言うのだ。
「こんなに良い看護をしてたら、かなり長生きすると思うよ」と言ったら、本人は
「ありゃ、まあ、私のほうが先かね」とケラケラ笑っていた。
3年前誤嚥性肺炎で入院した。肺炎が治っても看護師さんたちが
「危険です。食べさせないでください!!」と強く言った。胃ろうの話も提案された。嫁さんは、

断って家に帰って食べさせた。

「少しむせるけど大丈夫。だめだったら仕方ない」と言った。

それから3年が経過した。うちの師長さんが感心して言った。

「床ずれもない。できそうになったら家族がすぐサランラップをはって治してしまう、体にむくみもない。すごい看護です」

私は一度だけポテトチップを食べる様子に遭遇した。曲がってしまい、数センチも動かないような固まった手がポテトチップに向かってス……と伸びていった。直後だった。「スイスイポリポリ、サッサカ・カリカリ……」とまさに楽器のような音色とリズム。美しい曲線を描いて、口に運ばれていった。その様に見とれ、えらく感動した。私は、研修医に自慢した。

「あれは芸術的な様子だったね」トンチンカンな表現に、師長さんはあきれ顔だった。

研修医たちは成長する、私だって成長する

研修医や医学生さんが、診療所の勉強に来るようになって、内外にわたって、さまざまな変化が生まれた。自分にとっても、診療所や地域にとっても、彼らを迎えることはとても良いこ

とだと思うようになった。

ある時、2週間の研修医に、これまた「虫の良いテーマ」を頼んだ。

「あのね、研修医さん、小さな診療所は、どこでも苦労しているテーマだと思うけど、この地域に研修医たちが来るためにはどうしたら良いか、考えてくれる?」人の良い研修医は、きっと困ったと思うが、報告会で答を導き出した。

彼は報告会で、現在の研修医制度などを一通り説明した後、考えを述べた。

「若い医者は、自分自身が成長することを求めています」ごく単純で、見事な結論だった。この地域で研修医が成長するためには、私自身と診療所、地域全体の成長が必要だと悟った。

彼と年齢の近い稜北病院の研修医は、「臨床に自信がない」と言っていた。彼は誤った情報を受け、大城先生は心臓の病気が詳しいと勘違いしたようだ。1週間に1度ほど病院の外来診療を続けていたころ、ちょこちょこっと「教えてくれ」と聞いてきた。

「心臓の病気は苦手です。とくに不整脈はわからない。先生、こういう速い脈の場合どうしたら良いでしょうか?」私は、いつも同じことを答えた。

「表面的に脈を遅くしようとか、脈の乱れを整えようとか考えたら失敗する。心臓に何が起きたか、まず原因を調べて、そっちの治療が先かもしれない……」

研修医は、実によく勉強していた。病院の指導医たちは、人手が足りないなかで、誠意を持って勉強環境を整えていると思ったものだ……。

1年半くらいが過ぎたころ、医局でぼおっとしている私に、研修医が近寄り、聞いてきた。心電図を記録した長～い紙を両手で広げている。

「センセイ……」何だか語尾が上がり、声が弾んでいる。

「センセイ、この心電図、ワッカリマッス？？」嬉しそうに聞いてきた。

「ん……」返事を躊躇している私を、嬉しそうに眺めている。

「ん……高度房室ブロックと……」

「ピンポーン（と言ったような気がする）、サッスガ～！　よく分かりました」それから不整脈のミニレクチャーが始まった。必死で勉強した1年半、研修医はすごいスピードで知識を蓄えた。私の30年は、いとも簡単に超えられた。研修医という生き物の成長の速さ、中規模病院で研修医を支える同僚たちの努力を、痛感した瞬間だった……。

もう一人、同じ時期に女医さん研修医がいた。研修医たちは、診療所のスタッフの信頼も抜群だ。彼、彼女たちは担当した患者さんについて実によく調べ、提言してくれた。週1回、函館から来てくれていた研修医の彼女が、しばらく来られなくなった。訪問診療の後、他の病院への紹介状を書けずに病院に戻った。

「あとで内容をＦＡＸで送るから」と言い置いたそうだ。数日して、昼の打ち合わせのときに、看護師が私に聞いた。

「先生、研修医の先生からＦＡＸ届きました？」私は答えた。

「まだ来てないよ。忙しいから忘れたんでないの」看護師は、間髪を入れず、

「そういう先生ではありません！」と言う。余計なひがみ言葉が出た。

「そうだよな。俺とは違うからな」

「そこまでは言っていません（思っていても）！」

診療所に来る研修医たちは、職員に信頼されている。たまたまだが、二人の研修医を同時に育てている稜北病院では、同僚の医師たちが、今まで以上に勉強し、医療の質が高くなっているると感じた。

中規模病院とはいえ、二人のリハビリ専門医と一緒に頑張るリハビリ医療や在宅医療。他の病院と積極的に助け合いながら総合的に地域医療を作り、そこに若い医師が加わり、勉強し、とても良い病院になった。

私も、彼らのように今からでも成長しよう。

朝会プレゼンと毎日の振り返りを開始した

研修医たちに刺激され、江差診療所も「勉強する診療所」になろうと決め、新しいことを二つほど始めた。

ひとつは、「気になる患者さんの毎日の振り返り」だ。

午前外来が終わったら、受診者名簿を見ながら一人ひとりを振り返っていく。ゆっくりと名前を読み上げながら、気になった点を思い出していく。

「検査しないって言ったけれど、どうしてだろう。なんであんなにつらそうなんだろう……」

問診の看護師が、気がついたことを教えてくれる。注射の看護師も、いくつかのエピソードを教えてくれる。少し歳をとって、覚えが悪くなった。早いうちに振り返らなければ、忘れてしまう。短い時間で気がついたことをひとりの医局で調べなおす。電話をすることも結構多い。

そして、次の受診に備えるのだ。

もうひとつは、研修医たちの発表の上手さに感心して、私も、遅まきながら、普段から発表の練習をしようと決めたことだ。

短い朝会（朝の職員ミーティング）だ。幸い、診療所にはプロジェクターがある。朝会の場所にプロジェクターと古いパソコンを常設した。日常診療で気になったことから少し調べ物をして数分で発表する。材料は毎日ポケットから取り出すデジカメで写した写真だったり、インターネットで調べた内容だったり、研究会の内容だったり、様々だ。

そう、テレビドラマで、現代から坂本龍馬の時代にタイムスリップした外科医の話のときは、面白かった。ほぼ毎回のようにわが家のテレビの前に陣取って、デジカメを構えるのだ。シャッターチャンスをじっと待っていた。

「よし、今だ！」速やかにシャッターを切るが、場面は切り替わってしまう。結構むつかしくて、何枚も撮ってやっと朝の勉強会用の写真を作る。それから、ちょっとした勉強をして解説を付ける。朝会で、勉強の成果を数分で報告する。われながら不気味な光景だったと思っていたが、まあそんなことで少しずつ、調べ物や発表の練習をさせてもらうようになった。

研修医さん、大丈夫？

大人しそうな研修医がやってきた。余計なお世話だけど、「話できる？」

丁度元気な医学生さんも一緒だったから、圧倒されているようで勝手に心配した。

「先生、頼みたいことあるけど大丈夫？」

数年前から役場の職員さんたち、地域の人たちが受診しない人、受診したくない人の「SOS」を持ち込んでくれるようになった。

外で転んで足に大きな怪我をつくった。化膿して、その傷に、飼っている猫たちの毛やら泥やらがいっぱいついていた。糖尿病がひどく悪いから傷も治らなくて……、誰も部屋に入れてくれない……。しばらく前は、そんな患者さんを紹介してくれた。役場も診療所も一緒になって家に押しかけて説得したり、治療をしたりした。


「小さな町だ。これでもういないだろう」と思っても、しばらくするとまた紹介される。その度に役場の人たち、地域のケアマネージャーさんたち、友の会の人たちが手弁当で助けてくれることを知った。

「先生、丁度今、そんな人たちが重なった地域があるんだ。たまたま、最近孤独死の人もいた。病院に受診しない人たちをどうしたら良いか、考えてくれない？」これを受けた研修医さんがまとめてくれた。

テーマは「地域で孤独死をゼロにするためにはどうすればよいか」だ。

報告会、良かったね。診療所には、たくさんの人が来てくれた。地域のケアマネージャーさん、役場の職員さん、看護学生さん、80歳を超えた元気な住民さん、勤医協のスタッフは言うまでもない。みんな真剣に聞いていた。本音を言うと心配だった。たまたま一緒だった医学生さんは、たった3日だったが報告が良かったから……。

先生だって、朝会で言っていたでしょう。

「学生さんの報告がまとまっていた。自分、プレッシャーかかります」って。

それに先生は、控え目だから自己主張できるか心配だった。でもでも……余計な心配というものだった。先生が早めに報告を作り、何度もバージョンアップする度に、私は自信がわいてきた。先生は、みなさんの話を丁寧に記録していた。うなずきながら聞いていた。その謙虚さに「これは大丈夫！」だと思った。

「こんな田舎で孤独死があった」という強烈なテーマで、スライドが始まった。今回は、医療・介護を受けない、受けることができない人を例にしてまとめてくれた。

先生、医療・介護連携推進会議での報告もありがとう。江差以外の地域でも同じ困難を抱えていること、コミュニティーの維持が困難になっていることが分かったね。でも、医者を拒否する例でも、坊さんは家に入っていける。

「お坊さんにも、連携会議で協力してもらおう」という発想は面白かったよ。

確かに白衣の人間なんて要らない、ひっそり暮らしたい人もいる。地域で暮らしていくために、家族がいなくても、ご近所、町内会があり、ガス・電気屋さんが見守り、ケアマネージャーさん、役場ががんばって、その全体のなかに勤医協もある。誰かが見守っていれば暮らしていける……。勤医協は、コミュニティの一部だって、当たり前だよね。視野が広がった。

「先生は、良い財産を残してくれた。ありがとうさんでした」

親切なお兄さんは、ボランティアのケアマネージャー

大人しい研修医がまとめてくれたひとりが、山田さんだった。

山田さんは、冬も近いある日、江差包括支援センターの紹介で、診療所に連れて来られた。70歳を過ぎていた。かなり痩せている。ちゃんと食べているかが心配だ。どうも仕方なく診療所に連れてこられたようだ。

数年前から認知症が進んだ。ちょっと前に万引きしたと言われて、地域のケアマネージャーさんが参加して、介護申請をした。みなさんが心配し、まずは医療の介入が必要だと連れてきてくれた。

「どこか調子は悪くないですか?」嫌われないように、優しく、ゆっくり声をかけた。返事

は

「どこも悪くない。ただ少し物忘れはする。医者は要らない。さようなら」まあ、あっさりお断りだった。でも、栄養状態が良いとは思えない。これから北海道の厳しい冬がやって来る。嫌がる彼女をケアマネージャーさんたちが上手に説得してくれた。喜ばない彼女の自宅に訪問を開始した。最初のころは

「散らかっているから」と、部屋に上げてもらえなかった。2回目は、誰ともわからなかった。3回目だったか、部屋に入れてくれた。

「覚えているの？」と聞いたら

「勤医協の先生でしょう。確か前に診てもらった」と答えた。

「失礼はゴメンネ。思ったより頭が良いね」と言って帰ろうとしたら、丁度出口に貼ってあった。私が渡したメモだった。少し前に火をつけたというストーブ。室内はほとんど屋外と同じ温度。白衣だけでは、寒くてひどく寒くて体が震える。それでも話が盛り上がってきて、麦茶を出してくれた。意外に、熱い魔法瓶の麦茶を飲みながらゆっくり部屋を見渡した。

「物忘れするようになったから」と言う彼女。小さなメモ用紙が、ペタペタペタと、無数と言って良いくらい貼ってある。新聞のチラシだったり、手紙の紙だったり。いつのメモか分からないほど古いものもある。もの忘れを自覚しても、独りで生きていかねばならなかった彼女。人

の名前、お金の支払いのメモ、一生懸命書き続けたのだろう。

一人で進む認知症を自覚しながらの孤独な戦いを続けて来た彼女の長い時間を思って胸が痛んだ。「また来て良い」と保証をもらうことができたことは、少し安心だった。そして彼女が最大の信頼を寄せているのは、「親切なお兄さん」だった。

「お金がない」が口癖の彼女から、費用をもらうことはできない。お兄さんとは、ボランティアで見守る地域のケアマネージャーさん。彼女は、口癖のように言う。

「親切なお兄さんがね……」彼は、寒い中彼女の安否を確認し、時にはストーブをつけてあげ、医師に連絡をとってくれるのだ。

いよいよ冬が来た。たば風の江差の冬、とくに海辺の彼女の家は冷たい風がとても厳しく吹き荒れる。ヒューヒューと恐ろしい先の尖った風が吹いてくる。

そんな大変な風雪の中、家の中には氷が張っている。それでも彼女はどこにも行かない。あるだけの服で身をまとい、真っ白い息を吐きながらベッドにくるまって寝ている。彼女は、一人でストーブを付けることができない。誰だってこのままでは凍死してしまうんじゃないかと考える。親切なお兄さんも、役場も訪問は頻回だった。勤医協も2週間に1回くらい、時に1週間に1回くらい見守りの往診に行った。「お金無いから医者はいらない」って言うから、「往診でなく、気になるから顔を見に来ただけだ」と言いながら通った。時々看護師さんが血圧とか酸素とか測ってくれた。ケアマネージャー……、ほら、「親切なお兄さん」は、ありがたかったね。介護の仕事でなく、ボランティアとして、ただの近所のお兄さんとして通って様子を見てくれた。そして、何とか冬を乗り切った。

そして夏、北海道もその年の夏は暑かった。診療所にも結構熱中症の患者さんが来たもの。たまたま訪問診療の道すがら山田さんを見かけたら、家の前の畑で草刈りのカマを持って、ふらふら、夢遊病のようだ。カマを持って転んだら大けがになりそうだった。熱中症・脱水だ。よっぽど調子悪かったんだろう。診療所に行って点滴しようと言ったら、めずらしく首を縦にうなずいた。点滴しながら、ケアマネージャーさんたちと話し合った。チャンスだ。このまま道立病院にお願いしよう。ほんとに珍しく、道立病院への入院を納得した。みんながほっとしたのは言うまでもない。

しばらくしてから施設に入所したと聞き、会いに行った。
「久しぶりだね、山田さん。残念、やっぱり覚えていなかった?」怪訝な顔の山田さん、「あれ……あれ……どこか、あれ、あれ」出てこない。
「勤医協の先生でしょう」職員さんが助け舟。でも彼女には、今ひとつピンと来てないようだ。

優しいから「知らない」とは言わない。

「どこかで会ったような……」を繰り返す。ほんのわずか、痕跡が残っているかもしれない。まあ良いさ、山田さん。温かい所でおいしい食事ができて、良い人たちと一緒に暮らせて。表情がとても幸せそうだもの。新しい人生を送れて良かったじゃないか。さいなら山田さん。ひと冬、約1年間のお付き合い、楽しかったです。

江差でもアフリカでも大切なのは笑顔

彼は、医学部を卒業してから1年近くも、外国で医療見学やボランティア活動を経験したと言う。夢は、いつの日かアフリカに診療所を作ることだという。そんな色々なことを経験した青年が、どうしてこんなありふれた地域の診療所の研修に来たのか。最近の若者たちはよく分らんことが多い……。

診療所の医者は、そんなことを思いながら地域の関係者の人たちに見学を依頼した。研修医は「『社会的弱者』と呼ばれる人たちの生活に少しでも貢献したい」という。「『社会的弱者』という上から目線に思えるような表現にかわる適当な言葉が見つからないけれど」とも言っていた。

檜山振興局の生活保護担当の職員さん、役場の保健福祉課の職員さんなど行政の人たちの話も聞いてもらった。先生は、聞き上手だから、みなさん燃えて話し、燃えて案内してくれたみたいだ。

「行政のみなさんは意識が高く、やる気に満ち溢れていました」と言う。

「そうでしょう。紹介した私も鼻が高い」障害を持った人たちの施設にも行ってもらった。隣町には、高齢者たちのもはや限界集落がある。若者のいないほんとの田舎だ。

「冬の雪かきは大変だろう。高齢者だけでの暮らしを、何とかしてあげたい。今度の冬でも、雪かきに行ってあげたい」研修医は真剣に言う。

うちの師長が

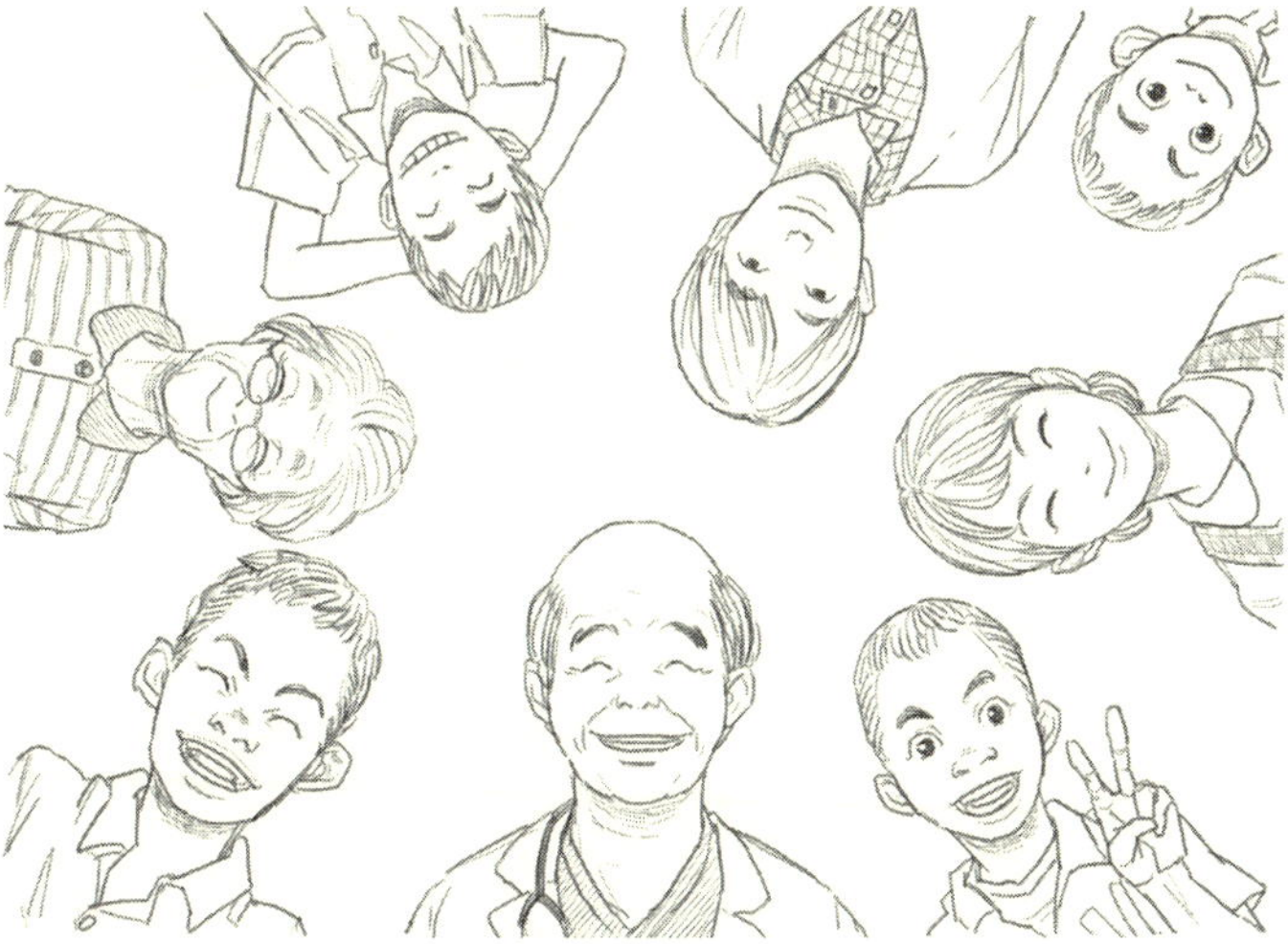

「全然（研修医用の）机を使わなかったね」と言っていたくらい、いつも診療所を飛び出して行った。

「地域医療、連携を頑張る江差、そこにも色々な困難や努力の歴史がありました。何より凄いなと感じたのは医療関係だけでなく、友の会を含めた地域住民の方々も全部巻き込んで、医療や介護のあり方を考えてきたんだという所でした。

色々なアイデアや新しい連携が生まれる瞬間をみて、これからの江差が楽しみでならないです。本当は自分も一緒に巻き込まれて、江差の変化に貢献しながら、内部から変化を見てみたかったのです」

もう、十分だ。それ以上褒めたら診療所の医者は、嬉しくて木に上ってしまう。研修医に教えられたことがあった。先生は、スライドにアフリカの子どものたくさんの笑顔と、江差の老いた認知症の女性の笑顔を並べて写してくれた。

「一緒だ！」と言って。

アフリカと江差、老いた認知症の人と子ども、随分と違うけれど、

「世界中で変わらない大切なものはこの笑顔」たった1枚のスライドで、なぜ先生が江差の田舎に来てくれて、なぜこの地域に感動してくれて、なぜ謙虚な若者で居られるか、よく分かっ

た。良いスライドだ。

人の健康に影響する原因が繋がっているというジャクソン君の話（カナダ公衆衛生機関で紹介している寓話）とても良かったから紹介させて！

（ちょっと省略させてもらうが……）

どうしてジャクソンは入院しているの？

「それは、彼の足に悪い病気があるからだよ」

どうして悪い病気があるの？

「足を切ってしまって、そこから悪い病気が入ったから」

どうして足を切ってしまったの？

「アパートの隣のがらくた置き場で遊んでいたから」

どうしてがらくた置き場に？

「荒廃した地域に住んでいるから」

どうしてそういう場所にすんでいたの？

「お父さん、お母さんが、より良い場所に住む余裕がないから」

それはどうして？

「お父さんは仕事がなくて、お母さんは病気だから」

お父さんはなぜ仕事がないの？

「ジャクソンのお父さんは多くの教育は受けていないんだ。それで仕事がね」

それはどうして？……

胸が詰まりそうだった。先生！ アフリカに診療所を作ったら、私も一度連れて行ってくれ。

それまでに、もっと体力作りを頑張ってするから。

Ⅳ

診療所の入院ベッド廃止と地域の医療

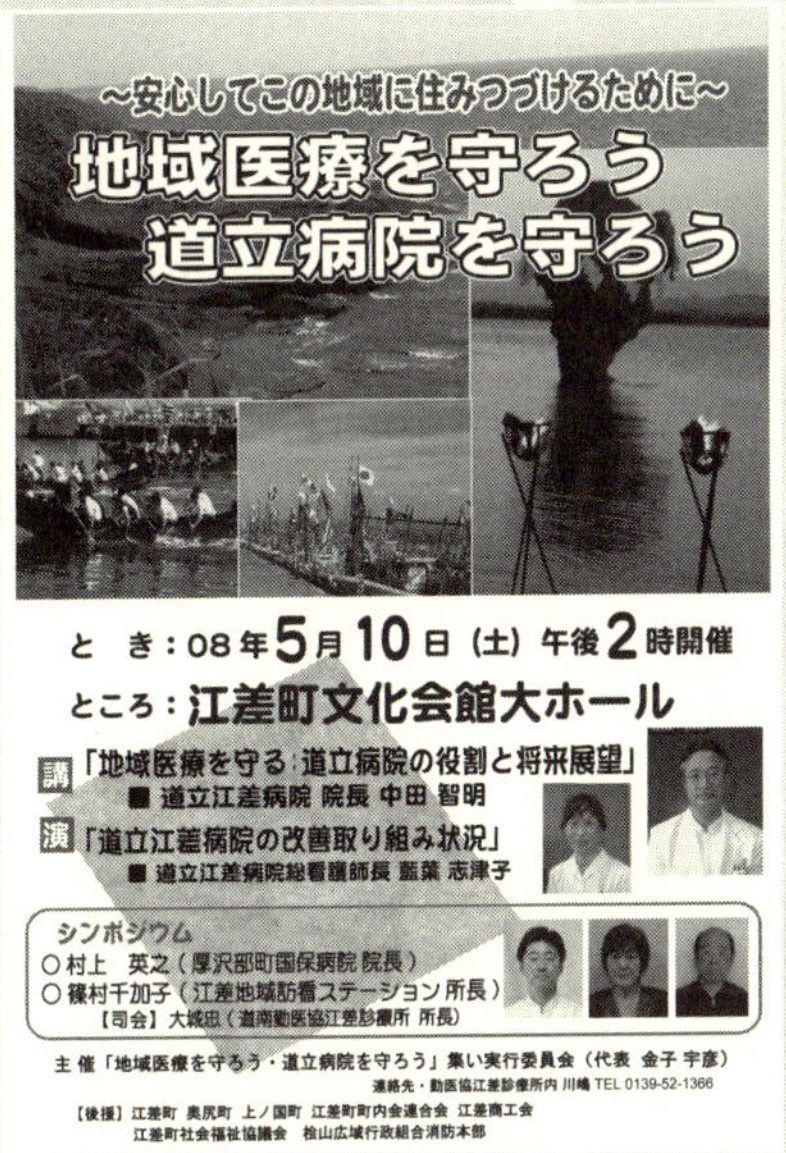
~安心してこの地域に住みつづけるために~
地域医療を守ろう
道立病院を守ろう
と　き：08年5月10日（土）午後2時開催
ところ：江差町文化会館大ホール
講演
「地域医療を守る：道立病院の役割と将来展望」
■ 道立江差病院 院長 中田 智明
「道立江差病院の改善取り組み状況」
■ 道立江差病院総看護師長 藍葉 志津子
シンポジウム
○ 村上　英之（厚沢部町国保病院 院長）
○ 篠村千加子（江差地域訪看ステーション 所長）
【司会】大城忠（道南勤医協江差診療所 所長）
主 催「地域医療を守ろう・道立病院を守ろう」集い実行委員会（代表 金子 宇彦）
連絡先・勤医協江差診療所内 川嶋 TEL 0139-52-1366
【後援】江差町 奥尻町 上ノ国町 江差町町内会連合会 江差商工会
江差町社会福祉協議会 檜山広域行政組合消防本部

診療所開設の頃（1986年10月1日）

とても良い天気だった。

友の会の会長さん、婦長たちと一緒に、診療所の前でテープカットをした。地域のみなさんがとても嬉しそうだった。誰もが頬を紅潮させ、誰もがちょっと興奮していた。地域の人たちが、江差の町に勤医協の診療所を作ろうと、何年も前から懸命の運動をしてくれた。真新しい19床の入院ベッドを備えて診療所ができた。

１９８６年、10月１日。私はこの診療所の所長として赴任した。36歳だった。婦長は、まだ20代だった。全員が、20代と30代の若い職員たちだった。晴れがましい顔で白黒の記念写真に写っている。

地域の人たちが待ち望んだ診療所。患者さんが来るかと心配して、誰も来なかったら、元気な自分が受診しようとみんなが待ち構えてくれた。でもそんな心配は不要だった。初日からたくさんの患者さんが来てくれて、緊急重症の患者さんも運ばれてきて、大忙しの毎日が始まった。開設して数日後、「餅を詰まらせたようだ」という患者さんが来た。見る見るうちに状態が悪くなった。時間が無い。若い医者に迷いはなかった。幸い手伝いに来てくれていたのは、元外科医の畑中医師。一緒に外来のベッドで緊急の気管切開をした。緊張した。外来の患者さんたちがたくさん待っている中で、喉に局所麻酔をして、メスで切開した。ほとんど覚えていないが、気管に穴を開けた途端にパシャー……と気管と外気が交通した瞬間の音が耳に残り、フーっとため息をついたことを覚えている。そして、これからまたこんな診療をするんだろうか？　一瞬不安になった感覚が胸に残っている。

入院の患者さんで、病室はいっぱいだった。時には患者さん、家族との面談に使う畳の部屋でも点滴をした。

患者さんはたくさんいるし、要領も悪いし、仕事が終わらないから、いつも夜中に帰ったり、

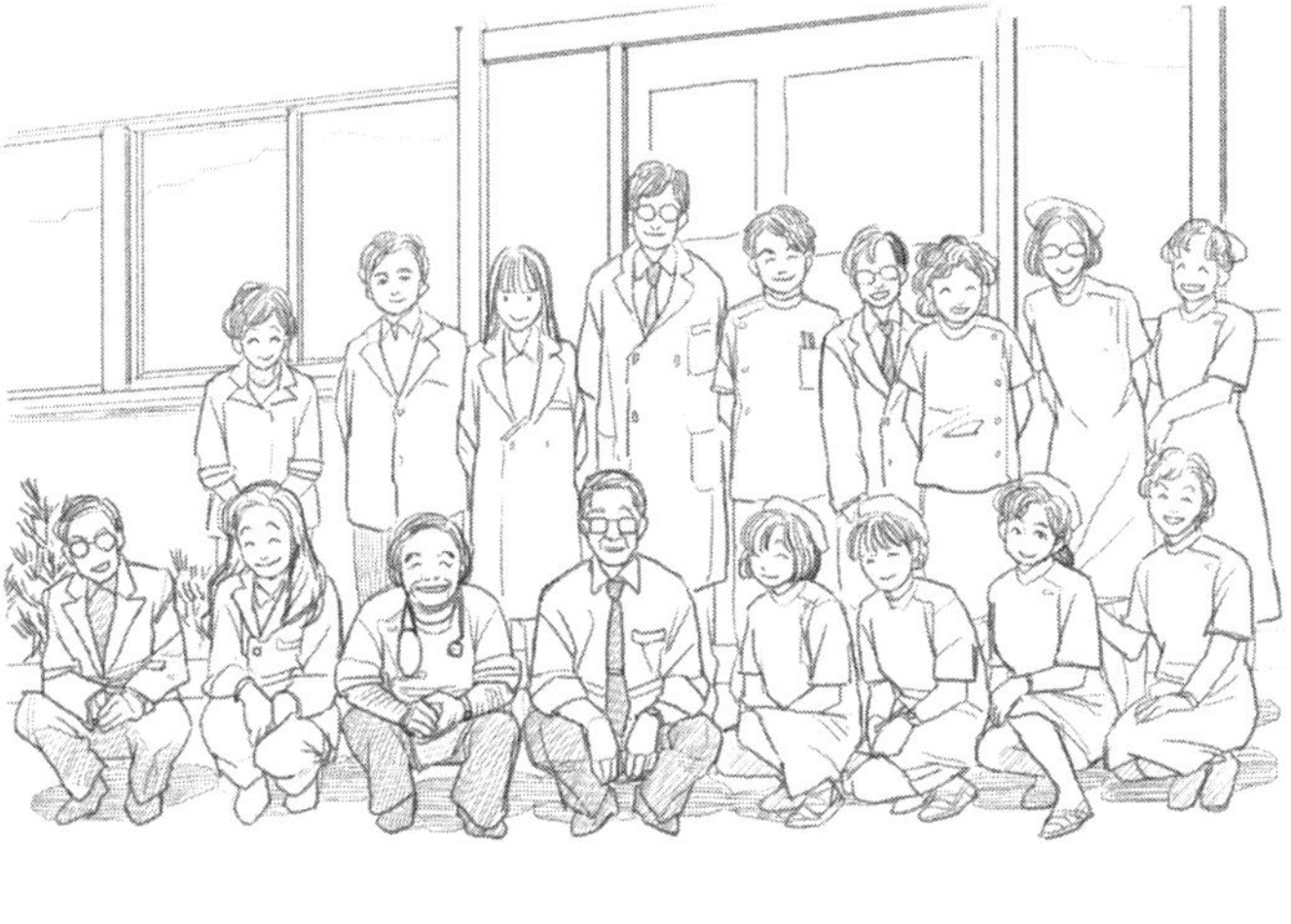

帰らなかったりした。医者のくせに、不養生だから酒も煙草も量が多いし、朝はいつも辛い顔をしていた。外では頑張ったけれど、家の中では、きっと疲れた顔で、家族には申し訳ない毎日だった。

そうだ、あの頃は、診療所に子どももたくさん来た。子どものいる診療所は活気があって楽しい。老いた患者さんも、嬉しそうに泣いたり笑ったりする子どもを眺めている。でも子どもの治療は緊張した。時には診療所では手に負えず、函館へ転送することもあった。救急車のなかで泣き、苦しがる様子を見ながらの函館への峠越えの1時間以上はとても辛かった。

全身やけどで血管がどこにあるかもわからなくなった患者さんに、一か八かの決心で、点滴の針を刺したこともあった。冷や汗の連続だった。

分からないことばかりだから、いつも知り合いの先生たちに電話をしていた。

「困った、困った。どうしたら良いでしょう」そんな電話ばかりだった。

でもね、力不足の診療所の若い医者に、地域のみなさんは、いつだって「ありがとう」と言ってくれた。

「先生のおかげ、看護師さんのおかげで、元気です」と言ってくれた。医者は幸せだとつくづく思ったものだ。嵐のような診療所生活が続いて、不摂生のための自分の狭心症がわかった。3年半たっていた。楽しいことも辛いことも、みんな過ぎ去り、函館に移った。江差を出ていくときに感じた肩の荷の降りたような脱力感と寂しさを、いまも覚えている。

開設から20年……医師不足の波　診療所の入院ベッド廃止は仕方がない？

その後の江差診療所は、同僚の医師たち、札幌からの青年医師たちが交代で担ってくれた。たくさんの医者がその時々の政治や暮らしの変化、厳しくなっていく医療制度のなかで、悩みながら地域医療を継続してくれた。

私はといえば、函館や八雲の診療所や病院で仕事をしながら、時々江差のことを思い出した。

あれから約20年間、医療のさまは大きく変わっていった。

診療所の役割も急性期重症の患者さんから慢性期の成人病予防、高齢者の介護の仕事に変わっていった。地方の医師不足は徐々に進み、地域に行ける医師が少なくなってきた。

私たち道南勤医協も、例外ではなかった。

開設から約20年が経ち、江差診療所の入院機能を廃止する話し合いが始まった。

なぜ廃止かと言うと、私たちの仲間の医師は少ないし、みんなも歳をとった。函館の病院の外来・入院を守ったり、当直を担うのも厳しくなったからだ。江差に住み込める医者はいなくなっていた。

お金のことは言いにくいが、診療所の経営も難しくなってきた。入院を継続することで、年間数千万円の赤字が出る。いつまで診療所が継続できるか、危うい見通しだった。もちろんお金儲けが目的の診療所じゃない。でも民間の診療所は、赤字では続かないんだ。

医局や協会の経営責任者の会議でも、みんなが悩んで、悩んで……やむを得ず、函館の理事会や仲間の医師たちと話し合い、「入院機能は廃止させてください」と提案することになったと言う訳だ。

私も含めて、みんな「仕方ないよね」という空気だった。

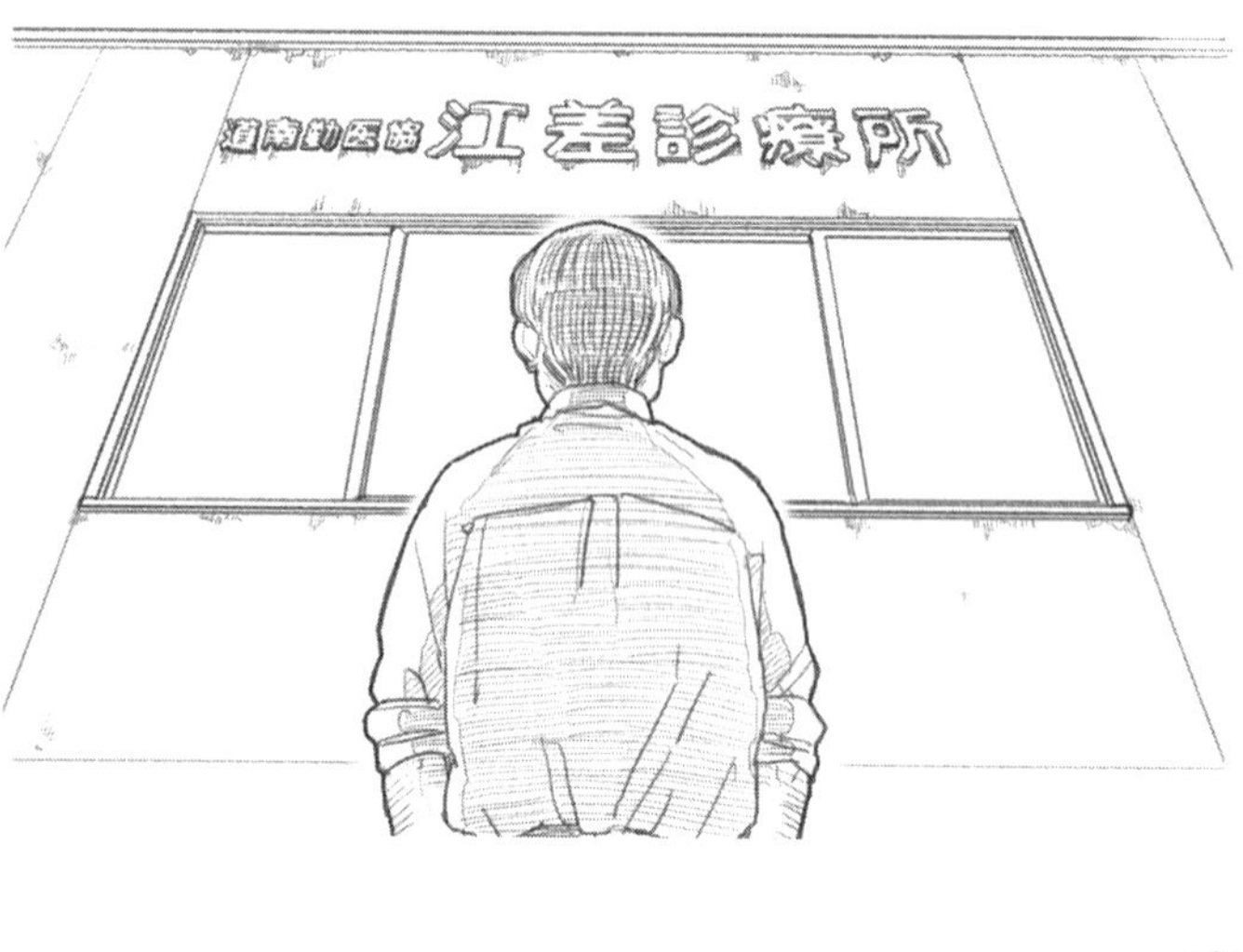

再び江差へ

函館の病院で、勤務を続けていた２００６年、再び江差診療所を訪れる機会がやってきた。しかし、この時の訪問は気が重いものだった。

「入院ベッド維持は困難です」江差診療所を運営する道南勤医協の役員とともに、診療所を支える患者さんや家族でつくる「友の会」の人たちに説明に行ったのだ。初代所長の立場で私も同行した。過去３年半の勤務経験がみなさんを説得するのに、少しでも役に立つかもしれない。今考えるとごう慢だった。

江差診療所の所長をやめて、函館に戻ってから、十数年ぶりの対面だった。最初は「いやいや、懐かしい、お元気ですか？」とか、軽い挨拶をしていた。みなさんの深刻な思いを読めない傍観者だった。法人の理事長が説明した。

「全国的に医師事情が厳しい。経営も悪化しています。江差診療所の入院機能の維持は難しいです」静かに、重い表情で聞いていた地域の人たちが声を出した。

「家族や知り合いの調子が悪くなって、入院が必要になったら誰に頼むんだ。最後は診療所だと決めていたのに、どこで死ぬんだ。自慢の診療所だと思って、こんなに応援してきたのに、裏切られる思いだ。函館の病院には医者が何人もいるでしょう。地域の切り捨てでしょう！」次々に、失望と怒りの言葉が絞り出される。

重苦しい空気だった。向かい合わせの席から、みなさんの顔を見ていられなくなった。上を見て目がうつろな人、うつむいている人、泣いている人、憤りの表情……。もう、その場にいることだけで、居たたまれないほど辛かった。私は、何も言えず、率直に提案説明をしてくれた同僚の理事長にも、専務にも申し訳なく、「入院機能維持は難しい」とも「守る」とも言えず、ただただ下を向いて函館に戻った。

それからまた、函館の病院で医師たちと話し合った。ほんとに何度もなんども話し合った。地域の人たちのあれだけの反対の中、入院ベッドの廃止は無理ではないかとも言った。

丁度そのころ、診療所の所長交代の時期だった。次の所長をどうするか決まってなくて、お互いに「誰が行ける？」と顔を見合わせた。

私自身も候補に挙がったが、私は感傷的な人間で、自分の健康管理も悪い。厳しい議論、難局のかじ取りには向いてない。他の医師たちもそんな意見だった。でも結局、医者が足りないから他に誰も行けない。

私は初代の所長で、入院ベッドを最初に運用した人間だ。始めた人間が終わらせたほうが良いだろうという思いもあって、再度の赴任を決めさせてもらった。「大変だなあ」という思いと、いつか若い時の恩返しをしようと心に期していたから「歳をとったし、力不足だけど、まあ勘弁してね」とひそかに呟き、懐かしい診療所に行くことになった。

久しぶりに江差の海岸線を歩く

2007年4月朝、診療所に向かう道を、海岸線に沿って歩いた。かもめが飛んでいる。漁師たちが、早くから小さな船に乗って長い銛を海の底に伸ばしている。雲丹か、海鼠か、分からない。ただ、朝早くから、ゆったりとした海の仕事の風景がとてもきれいだ。

通勤の途中に、かつての訪問診療の方々、以前お世話になった方々の家がある。のんびり歩きながら知っている人たちの顔を思い浮かべて歩いた。町の中を通ると、朝のみそ汁の香りが流れて来る。海辺に出ると強い浜の香りだ。時々、小さな船が港を出ていく。懐かしい香りと風景が、江差に戻ってきたことを実感させた。

仕事を終えて、夜遅く町の中、真っ暗な道を単身赴任のアパートに帰る。最初に赴任した20

数年前と比べ、随分人通りが減って、静かな町になった。心臓の不安な患者さんも、目の見えない患者さんも、膝が悪く這って歩く患者さんも、それぞれたった一人。電話を頼りに、夜を過ごしていることを思う。

この家がそうだ。まだ明かりがついている。ここは、もう寝ているようだ。そういえば、「何もすることないから早く寝る」と言っていた。診察室で聞かせてもらった彼らの暮らしがここにある。現場に来てみて、改めて患者さんの不安や切実さを感じることができた。

祭り好きの血が騒ぐ。7月には、かもめ島祭りがあり、診療所の職員も健康相談コーナーを設けて参加する。久しぶりでペイロン競争（北前船競漕大会）を観たい。

看護学校の学生さんや、地域の青年から壮年まで、さまざまな人が一生懸命小さな船を漕ぐ。町の人たちが、心から喜んで応援する。道立病院の医師たちも参加する。久しぶりの江差、最初の今年は参加できないけれど、来年は若い職員に頼んで参加したい。封印していた祭り好きの血が騒ぎ出してきた。

「良いなあ……」診療所も、この町も、海風も、全身に訴えてくるものがある。

そんなのんびり感覚で、新しい仕事は始まった。

何度もなんども話し合った

久しぶりの診療所赴任。しかし、のんびり感覚はすぐに消えた。

何度も、何度も話し合った。どれほど医者が足りないか、入院機能を維持するためにどれほど経営が厳しいか。私たちだけでない。

この国の医療、特に地域医療がどれほど難しい状況に立たされているか、友の会のみなさんの集会があるたびに顔を出し、私なりに地域の人たちに説明した。

でもどんなに説明しても分かってもらえなかった。納得してもらえなかった。話し合いは延々と続いた。お互いに不信感も生まれたと思う。長く一緒に活動した友の会と私、私たちに大きな溝が開いていった。今考えると当たり前だ。

私は「廃止」を前提に話をしていた。どんなに柔らかい言葉を使っても、どんなに聞く姿勢を見せても「結論先にありき」では、話し合いとは言えない。

地域医療の厳しさを説明すればするほど、地域の人たちは「だからこそ頑張って一緒に地域医療を守ろうよ。入院ベッドを守ろうよ。先生一緒に頑張ろう」と返ってくる。当たり前だ。

入院廃止の可能性を考えながら、入院診療を継続した。近い将来廃止になる可能性があるので、入院が長引きそうな患者さんは別の病院に行ってもらうことになる。

ある日

「大城先生は昔と変わった」「あんなに頼りにしていたのに」と言われ辛かった。

「これが俺の仕事だ。みなさんのためなんだ」と自分に言い聞かせていた。肩に力が入っていたと思う。

17床の入院ベッドの廃止、みなさんがもっと不安なのは医療崩壊。そして、それは地域の崩壊、仲間の絆が壊れることだと怖かった。

私は、股裂き状態の気分だった。函館で医局の先生たちと話すと「みんな倒れそうになりながら仕事している。そうだ、ベッドの維持は無理だ。ベッド閉鎖だ！」と思い、江差で、地元のみなさんの話を聴けば、診療所の入院ベッドの大切さが分かる。この小さな町の診療所に入院機能が備わっていることは、みなさんの誇りでもあった。廃止と聞いて不安がいっぱいの表情に心が動く。

「どうしたら入院ベッドを維持できるか。私の努力が足りないんじゃないか？」と考える。私の思いは、あっち行ったり、こっち行ったり……。まるで定まらなかった。優柔不断とはまさに私のことだ。

それまで、別の病院の先生たちには、あまり頼らずに診療所を運営してきた。これからは、それではやっていけない。

「よろしくお願いします」と挨拶回りをしながら、他の病院の先生たち、行政の人たち、医療介護の関係者の方たちのお話を聞かせてもらった。私には知らないことばかりだった。

なぜこんなに反対される？医療崩壊が不安だった

どうしてこんなに、たった17床の入院ベッド廃止に反対されるんだろう？

診療所の入院機能が無くなったらどうしたら良いんだろう？

みんなは地域の医療についてどう思っているんだろう？　色々聞いてみることにした。診療所の機能を縮小したら、真っ先に助けてもらう道立江差病院への相談が大切だ。道立病院の院長先生や事務、看護師さんからも話を聞かせてもらった。

道立病院は。医師体制が厳しい。少ない医師で急性期から慢性期まで、24時間対応している。

地域の先生たちは手紙も持たせずに「困ったら道立病院へ」と言うことがある。

患者さんは、普段は函館市などの病院に通い、夜間困った時に、突然受診する。どんな経過か、どんな薬を飲んでいるかもわからない。コンビニ受診も多い。そんな環境の中、若い医師たちは病棟を守り、当直し、当直以外の日もいつ病院から呼ばれても対応している。24時間勤務のような状態。あまりにも多忙で、疲弊しきっている。地域の人たちには、もっと先生たち、病院のことをわかって欲しい。そんな話を、直接病院の人たちから聞いて、初めて知った。

地域の患者さんたちも、私自身も、病院とそこで働く医師たちの苦労を知らなかった。大学から来る若い先生たちの犠牲的とも言える頑張りで、この地域の医療が守られていることを改めて知ることができた。

あ……、今思うとほんとに恥ずかしい。穴があったら入りたいとはこのことだった。

「ほんとうに、すみませんでした」心の底から

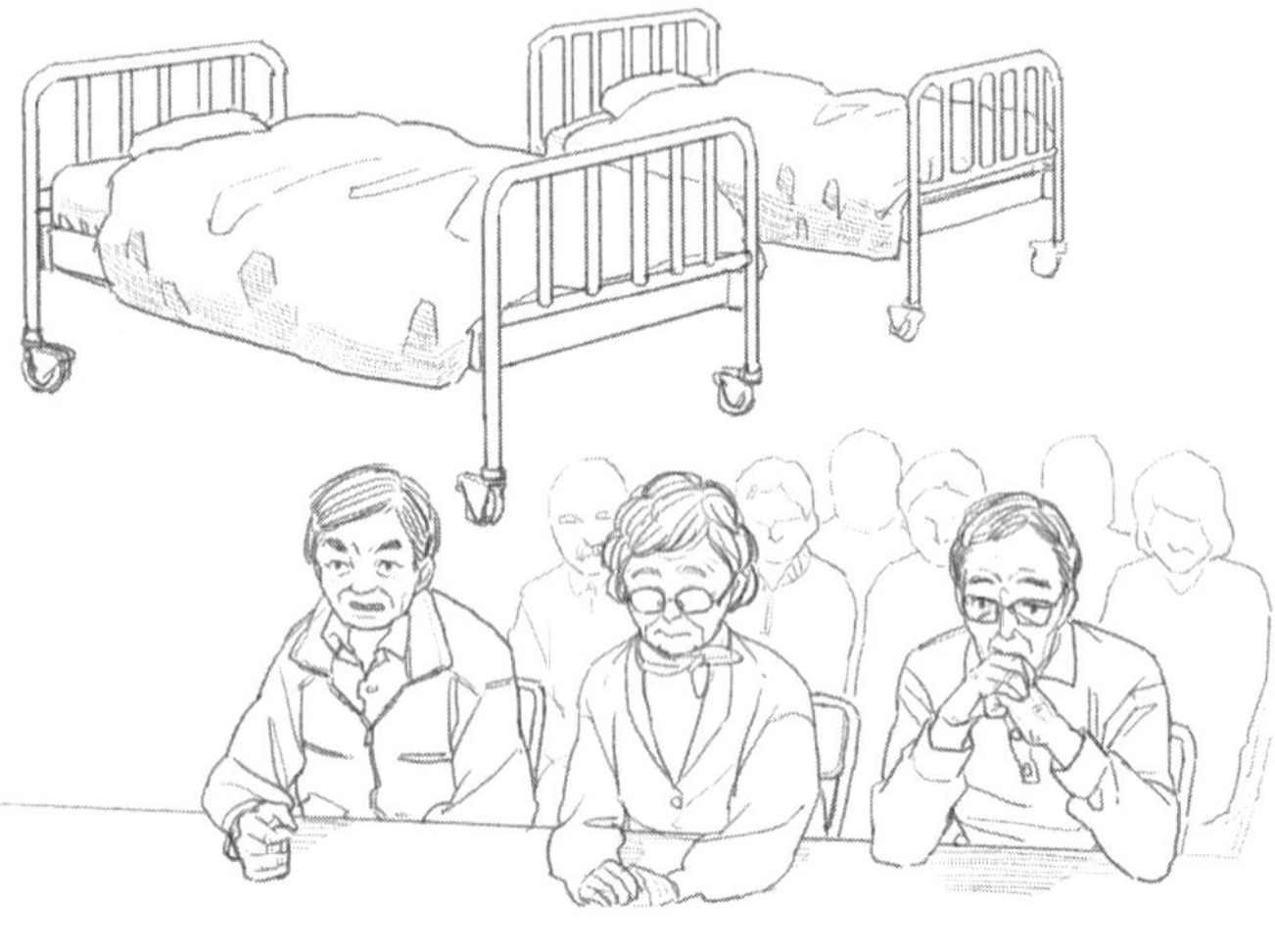

頭を下げた。

患者さんや地域の人たちにも聞いてみた。道立病院は、「待ち時間が長い」「診療科がそろっていない」地元には、「長期療養が可能な場所が少ないのに退院を迫られる」「この地域で医療を受けるのは大変」と不安を訴える。

各町の行政に関わる人たちにも聞いてみた。江差以外の各町では、「地元の運営する町立病院を守ることで精一杯」「各町の国保病院は多額の予算を一般会計から持ち出している。みなさんの税金のかなり多くが病院維持に使われる。地元の病院を守ることで精いっぱい」「医師もいつまでいてくれるか不安だ。道立病院のことまで考えていられない」

私は、勉強不足を恥じるようになった。この地域の置かれている現状は、一診療所の17床のベッド問題どころではないということも理解出来るようになった。

住民・患者さん、病院関係者、各町の行政など、それぞれの立場で悩みをかかえ、それぞれの思いに距離がある。地域医療が危ないのにお互いに自分のことで精いっぱい。これでは、助け合える状態ではないと感じた。これは大変だ……。

そんな中で勤医協の患者さんたちにとって、頼りにしている勤医協の入院機能まで廃止されるのは納得いかないのも無理はない。入院ベッド廃止への反対理由は、ベッドだけの問題ではなく地域医療全体への危機感だった。

なぜこんなに反対される？ 友の会員さんたちの誇りだった入院ベッド

何度も話し合ううちに、気がついた。たった17床の入院ベッド。開設後20年以上が経過しても、診療所には、エレベータがない。歩けない患者さんを、職員が担架で担いで病棟に連れて行くような時代遅れの建物だ。

それでも、地域の友の会の人たちが、30年以上も前から人生をかけて頑張った運動で作った宝物だった。建物は古くても、人生の最後、家族や自分が倒れたときの頼りは診療所だった。

大きな病院に入院するほどではないが、やっぱり一人で家にいるのは不安なとき、そしていよいよ人生が終わる時、きっと診療所が助けてくれる。人生の終わりを見守ってくれる。医師の、職員の診療所ではない。それは、患者さんたち・友の会の人たちにとっての「私たちの診療所」「私たちの入院ベッド」だったのだ。

診療所をつくる運動の中心を担ってくれた沢野敏子さん（故人）は、かつて、こんな話をしていたという。

「診療所開設は、１９８６年だけど、診療所を作るための運動はもっと前から始まっていた。１９８０年、江差、南檜山で始まった無料健診活動がきっかけだった」

沢野敏子さんたちは、リウマチ患者として江差に友の会を立ち上げ、患者運動の中心的役割を担ってこられた。札幌で入院中、主治医だった中井秀紀医師が

「江差で無料健診をやりたいんだけれど、どうですか」と声をかけてくれたのが、全ての始まりだった。

沢野さんたちは、江差の仲間たちと一緒に健診を手伝うことになった。医師、看護師、事務など色々な人が、札幌や函館から江差にやってきた。研修医や北大の学生ボランティアも多く関わった。

「初めて勤医協に関わり、住民と医療の人たちが一緒になってこんなことができるんだと感動した」と沢野さんは言ったそうだ。

第１回無料健診は、１００人もの患者さんが詰め掛け、以後年に１回、８年間続いた。健診

を続けているうちに、「江差にも診療所を作りたい」という声があがってきた。「誰かに作ってもらうのではない。患者である自分たちが診療所を作る」という気持ちで、話し合いを重ねた。これが診療所の原点だった。

いよいよ開設という当日は、大勢の患者さんが来てくれて、「みんなが勤医協を待っていたのだ」「この診療所を盛り上げていかないと」と強く感じたそうだ。私たち職員は、みなさんが準備してくれたレールに乗って歩き出したのだ。そしてそれ以来、約30年間一筋に

「俺たち、私たちの勤医協」「診療所」を支え、育てて来たのだ。

医師は、数年毎に入れ替わったけれど、地域の人たちは変わらずに診療所を支え続けた。こうした関わり合い支え合いを当然のこととして、沢野さんをはじめ多くの方々が、診療所を守り続けて亡くなっていったのだという当たり前のことを教えられた。

やっぱり入院は無理だ……迷いの中での孤独死

ベッドを廃止すべきか、残すべきか。方向性が決まらないまま、入院患者さんたちを診療していた。そんなとき、辛いことが起きた。

その患者さんは、70歳手前の、一人暮らしの女性だった。

「腰が痛い、体がこわい、寂しい」と訴えていた。夫が10年以上前に亡くなり、一人ぼっちだった。診療所の薬剤師が、自宅を訪問した時の様子を教えてくれた。家の中は散らかり、リビングに敷いた座布団の上に寝ており、普段は電話線を抜いていた。テーブルの上、テレビの下に、複数の病院の薬が散乱していた。診療所の薬もきちんと内服していなかった。体の調子を見ながら時々飲んでいるとのことだった。他の専門医への受診を勧めたり、高齢者施設への入居を勧めたり、他の町にいる親せきの方と相談したり……。良い方向を求めて努力してみたが、どの方法も本人が納得しなかった。本人の最大の思いは、勤医協の診療所に入院することだった。繰り返し入院を希望したが、私は入院を決めなかった。検査した範囲では、緊急の病気はなかった。でも、訴えは止まらなかった。深夜、早朝、診療所の当直の看護師に電話をかけ、いつもの寂しさ、つらさを訴えた。

「本人は苦しんでいる」と、医師、看護師、薬剤師、事務、他のスタッフも一緒に話しあったが、入院ＯＫの方針を出せなかった。一人当直の看護師に、彼女の寂しさを埋める余力はない。彼女は送り迎えの友の会の人にも、入院させてもらえない診療所への不満を訴えた。

ある日、自宅で亡くなっているのが見つかった。

彼女が亡くなってから、診療所のスタッフと再度話し合った。

「もしも、もしもだよ、今後、同じような患者さんがいたら入院させたほうが良いだろうか?」と聞いてみた。

その時のみんなのうつむき加減の苦しそうな表情が、いつまでも私の頭に残っている。結論は否だった。彼女が入院したら他の介護度の高い患者さん、認知症の患者さんたちに手が回らなくなって危険になる。

「最も困難な人に寄り添う」という看護の理念は知っている。でも、不在のこともある医者と限られた人数のスタッフしかいない小さな診療所。やっぱり無理だと再確認した。

そのことがあってから、今の医療制度の中で民間の診療所が入院を受け、入院機能を維持していくのは極めて難しいと実感するようになった。急性期重症の対応は当然無理だが、動きのある認知症の患者さんの話を聞き続け、寄り添うことも難しい。診療所に与えられた力とそれを支える制度は相当変化したのだ。

道立病院の管理会議に参加させてもらった

多くの人と話すうちに、

「いずれ入院ベッドが無くなったら、地域の他の医療機関の方たちにお願いしないといけない。勤医協は地元の医療機関の先生たちとの連携が不十分だ。勤医協の事情もお話しないといけない」そんな反省が募るようになってきた。

２００７年12月、道立江差病院の医師たちと管理者のみなさんの会議に出席させてもらった。診療所の医者にとっては、病院は不慣れだ。緊張した。

病院の先生たち、管理者の方たちが集まるなか、正面の席に歩いて行った。幸いなことに、その頃顔見知りになった先生が、

「おっ！　大城先生」と声をかけてくれた。それがなかったら

「今日はやめときます。帰ります」とか言って、席に着く前に逃げたかもしれない。

「診療所の入院ベッド廃止を検討中です。今まで以上に道立病院さんに頼ることになると思います。これまで診療所に入院していた軽症の肺炎や脱水、足腰の弱った患者さんなど、お願いするかもしれません。そして、診療所は在宅医療や介護を頑張っていきたい。虫の良い相談ですが、どうぞよろしくお願いします」そんなことをお願いした。いくつかの質問のやり取りの後、

「一人で大変ですね」の声もあり、

「入院が必要かどうかは、しっかりと状態を見せてもらって、医学的に判断をしましょう」の声もあり、真剣な話合いをしていただいた。20分程のことだが、あっと言う間に持ち時間は

終了。少しだけほっとして診療所に戻った。

それからは、従来函館にお願いしていた患者さんは、ほとんど道立病院に受診してもらうようになった。外来も訪問診療も、「困ったら道立病院」にお願いする。入院の必要がないときにも、まず日中に診てもらえば、夜も安心できる。

医療崩壊が叫ばれる最近、ややもすると、都会の方がどこに相談すればいいのか困ることがある。この地域の先生たちが実践してきた休日の日直輪番体制と、それでも困ったときの道立病院の2次救急医療と言う体制は、都会よりも安心できるというのは言い過ぎではない。

はぁ〜。それにしても緊張した。背筋をのばして真面目に話すのは苦手だ。机に片肘ついて「俺はね……」くらいでないと話ができない。

不満ばかりでは変わらない。「地域医療・道立病院を守る集い」を開こうよ

勤医協の友の会の人たちが入院ベッド廃止の提案をきっかけに地域医療の勉強会を始めてくれた。ある日、会員さんが言った。

「不満ばかりでは、何も変わらない」もしかしたら、私たちの地域医療を守る活動は、この

言葉から始まったかもしれない。

「地域全体でまずは勉強しよう！」

「この地域、勤医協の入院ベッドはもちろん大切。でも地域規模で考えると道立江差病院の存続は必須だ！」そんな声が次々と出された。そして、

「地域医療をまもろう　道立病院を守ろう」という呼びかけ自体を、集会の名前にしようと決めた。こうして、おかしな名称の集いの開催が決まった。決まったら、友の会の人たちの動きは速かった。急速に住民の手弁当の活動が始まった。最初、

「何で勤医協の友の会が道立病院を応援しよう」なんて活動するの？　疑問やら、不満もあった。でも地域の人たちは、ほんとに良い人たちだ。勉強するほどに、話し合うほどに、急性期、重

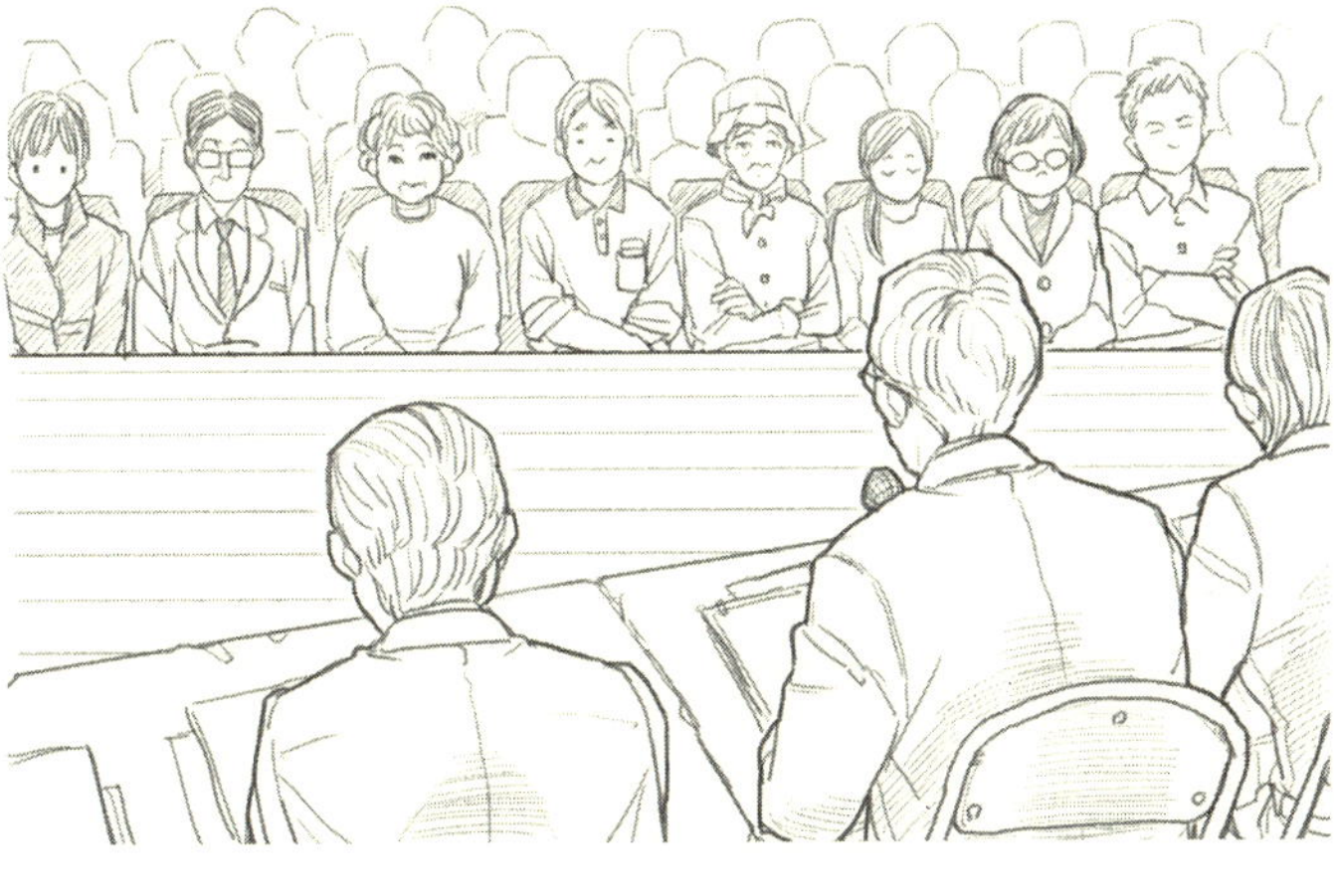

症の病人を助けてくれる道立病院の存在が必須だとわかってきた。病院で働く医師・看護師さんたちの大変さも分ってきた。

集会が決まると、すぐにポスターを作った。町中のみんなに見てもらう、きれいで江差らしい自慢のポスターが仕上がった。みんないそいそとポスターとチラシを持って歩き回った。「誰が呼びかけようと、医療を守るのは地域の課題だ」賛同者・参加者は急速に集まった。

そう言えば、実行委員会の中心になった診療所の川嶋事務長は、最初、「こんな大変な仕事、来たばかりの俺には無理だよ。俺は、こんな外向けの仕事は苦手だ」とぼやいていたものだ。しかし、当初の参加目標200名をいち早く突破。集約数は日を追って増え、300名、400名を超えだすと、嬉しくて笑いが止まらないようだった。いい男だった。数年後、川嶋事務長は若くして亡くなった。集いの写真を見る度、彼の笑顔とあのがんばりを思い出す。

2008年5月10日午後2時、江差町文化会館大ホールには、550名も集まった。そりゃ、私たちにしたら大事件だ。この大ホールで歌や踊り、芝居以外でこんなに集まったことは、過去になかったというのだもの。

集い当日、受付には診療所のスタッフ、たくさんの友の会員さんたちが並んだ。

集いは民謡の王様「江差追分」で幕を開けた

「鷗の鳴く音にふと目をさまし　あれが蝦夷地の　山かいな」

名人青坂満師匠の潮風に鍛えられ、この地に根を張った太い歌声〝かんごえ〟が５５０名の心に沁みた。

追分は宝、医療も宝、何としても地域を守ろうと準備したみなさんの思いを乗せた歌声が会場に流れた。

開会の挨拶は、実行委員長の金子さんだ。

「40年近く檜山で教員をしてきました。その中で、担任した子が、朝になっても寝たままで、意識不明で亡くなったことがありました。昭和40年代で、本当に無念でした。弔辞を読んだ子の声が、今も耳にあります。父は出稼ぎ、母は暗いうちから土方仕事や加工場勤め、なんぼ立派な専門医が函館にあっても、教え子たちは通えませんでした。地元が頼りです。

私の2人の子どもは、古い道立病院で、孫2人も新しい道立病院で誕生しました。人類の歴史のリレーランナーとして、この南桧山で子と孫が生まれました。安心して子どもを産み育て、老後を任せられる南桧山。ささやかな願いです。国や道は、それを大それたずうしい願いだというのでしょうか。

地域にも年齢にも差別のない医療を。国の隅々まで命と健康を守る必要な施策を。そんな思いでこの集いを準備してきました」

冒頭の挨拶は、参加したみなさんの思いを代弁し、心を打った。

地域医療の崩壊を食い止めよう！　中田院長の渾身の講演

記念講演は、道立江差病院中田智明院長にお願いした。

演題は「地域医療を守る　道立病院の役割と将来の展望」だ。先生は「良い唄の後だが、深刻な医療問題をみなさんと同じ立場で考えたい。耳の痛い話が続きますが我慢してください」と切り出した。

「みなさん、この国の公立病院の80％弱は赤字です。決して病院関係者がさぼっているわけではない。病院への診療報酬が減らされている。医療費抑制政策です。そして医師不足です。

地方に医師がくるのは大変です。専門医療の維持が難しい。昔なら一人でできた医療が、今の医療水準を保つためには複数の医師が必要だ。地方はレベルが低いと信頼されない。時にはバッシングもあります」冒頭から濃厚パンチが繰り出された。

「南檜山の唯一のセンター病院であるはずの道立江差病院を取り巻く環境は、年々悪化している！　しかし、この問題は、日本全体の縮図なんです。私たちは、診療報酬で厚生省に押さえられ、医師の派遣で文部科学省に押さえられ、補助金を握る財務省に、ガンガン赤字を責められ、医療訴訟のような問題を法務省に握られ……。もうがんじがらめです」

気の小さい私は、ハラハラドキドキしながら期待した。先生、そんな大胆な事言って良いんですか？　でも、もっと言ってください。胸のなかで追い風を送った。

「世界的にみても、日本の医師の数は少ない。北海道は更に少なく、この地域、南桧山は特に少ない。医師は毎年のように減っている。最近5年間だけでも、5名の医師が減少した。

2007年までは、年間160件ほどあったお産も、産婦人科医撤退後は、全くできなくなった。福島県立大野病院事件以降、分娩には、常勤産科医2名が必要となったことも背景にある。大学から常勤の外科医が派遣できなくなったり、麻酔科不在だったり、緊急手術は不可能な状態が続いている。それでも前と同じような業務を担っている。

救急医療から慢性期医療まで少ない医師と出張医で24時間、365日何とかしのいでいる状態だ。若い医師たちの過大なストレス・過労が問題だ。ほとんどの医師が大学病院医局からの数年単位の派遣で、病院敷地内の住宅に住み、実質的に各科が24時間オンコールの体制で勤務している」途中から、わが身が恥ずかしかった。

道立病院の先生たちが、当直以外に常に待機していたなんて知らなかった。若い専門医たちの頑張りを知らずにいた。ごめんなさい。

「住民のみなさんは、地域で十分診療可能な病気を、圏外に出て治療しています。みなさんが道立病院を受診しないことによる経営困難もあります。夜だけ受診のストレスもあります。道立病院は、ほとんど全ての病気に対応しています。派遣されてくる専門医師たちは、技術の研鑽に努力しています。

何十という委員会をつくり、会議を繰り返し、かかりやすさと質の改善をしています。病院機能評価もしっかり合格し、質を高めています。それなのに結局赤字になり、責められるつらさがあります」率直な表現が心を揺さぶる。

「病院と住民が理解しあい、協力しよう。頼るだけの意識を変えましょう。病院の利用方法を理解しよう。どうしたら医師・看護師が希望する地域になるか、どうしたら地域の病院が継続できるか考えてください」

「24時間365日、一次、二次救急を頑張っているのに誰も応援してくれないのか。みなさん破滅の道か、継続の道か、どちらを選びますか?」

これでもか、これでもかと言う勢いの豊富な資料と率直な語り。時には辛口、時には笑いを誘い、厳しい選択を問いかけた。道立病院院長の地域医療を守ろうという気迫のこもった大講演だった。大幅に時間を超過しているというのに、講演はあっと言う間に終わった気がした。参加者は、納得の拍手を送った。

3人のシンポジストさんの報告も、とても良く理解できた。多くの人にとって、この地域の医療再生の幕開けのような講演会だったと私は思う。

講演会のあと、みなさんの声を聞いた。

「病院、医師の大変さや努力がよくわかった」「医療者と住民が話し合うことが大切だ」「私たち住民の力で、道立病院も医師も地域も守らなければ」「こういう会を繰り返し開いてほしい」

私も、勤医協の入院ベッドの問題だけではないと確信した。互いに助け合うしかないだろう。地域医療を守るのは、「連携」。医療人だけではない。住民、行政、介護などのあらゆる関係者の「連携の具体化」。

当たり前のことを、胸に刻み込んでくれた集いだった。

「南檜山の医療を考える草の根の会」in江差町役場

感激した集いをうけて、江差以外の広い地域のみなさんと、一緒に勉強・活動しようと「南檜山の医療を考える草の根の会」が始まった。

２００８年8月1日、江差町役場の会議室に各地から世話人さんたちが集った。江差、上ノ国、厚沢部、乙部から20名の住民有志、事務局を含めて計24名が集まった。世話人の構成は自営業、福祉職員、一般住民、教員退職者、町保健師、江差町義、医療関係者など様々な分野の方たちだ。

みなさんとこんな話をした。

「集会で報告をお聞きのように、全国各地で、医療が崩壊しようとしている。医師の退職、病院の倒産、相次ぐ入院ベッドの縮小・廃止、患者さんが受診できない状況が報道されている。色々な課題の中で、住民自身が南檜山の医療を守れるかどうかの鍵をにぎっている。草の根の会は、医療側と住民の相互理解・協力のための橋渡しを担いたい。国の医療制度を勉強しよう。地域の医療機関や行政にも教えてもらおう。何か住民にできることを提案していこう」

住民にできること？　もっと地元の医療機関を利用して、病院の経営を守ろう。医師・患者のコミュニケーションを上手にしよう。コンビニ受診を減らしていこう。医療関係者と住民の交流、相互理解が出来る企画にしよう。この地域の住民は芸達者だ。若い医師たちに地域の芸を見てもらって歓迎しよう。

「健康手帳」など、情報を持ち歩く賢い患者になるために学習しよう。

お産ができるように何かできることをしよう。

なんとまあ、何も始まってないのに志の大きかったこと。呼びかけた私も「まずやってみよう」だった。肝心な運営の経費についても「やりながら考えよう」と言うありさま。ほんとにみなさんすみません。

役場3人娘の小児科アンケート
「決してコンビニ受診だけではないと思う」

いろいろ勉強するうちに、「草の根の会」でこの地域の小児科医療が話題になった。道立江差病院の1年間の時間外の受診が約3000人、うち半数が、子どもだとの報告を受けた。小児科専門医は、後に道立病院の院長となった寺井先生おひとりだ。先生が倒れたらこの地域の小児科医療は「万事休す」だ。みなさんのなかに危機感が育ち12月に小児科の集いを開いた。

第一部では、当時の小児科医長寺井先生に、「小児救急医療について」医療講演をしてもらった。細かく丁寧に子どもの病気の見方を教えていただいた。

幸か不幸か、先生は

「病院でお産ができなくなって、新生児医療に関わることがなくなった。過去のような激務ではないです。まだ大丈夫ですよ」と言ってくれた。とりあえずほっとした。寺井先生はこの会のあと、機会あるごとに

「あのような会があって、みなさんが時間外受診を控えるようにしてくれた。気を使ってくれているのが分かったのです」と言ってくれた。お世辞かもしれないけれど、私たちも少し役に立ったかと嬉しかった。

第二部では、「子どもを安心して育てるためには、いまこの地域で何が必要か、一緒に考えよう」と、話し合った。先んじて、「草の根の会」メンバーの町保健師たちが行ったアンケートから地域の幼児を抱えているお母さんたちの悩みが明らかになった。

草の根の会に、「役場の保健師3人娘」がいたんだ。私が勝手につけた名前だけどね。素敵なお嬢さんたち3人がまた頑張り屋で、日常の業務以外にアンケートを集めてくれた。

●アンケートにはたくさんの不安が表現されていた。
「ひきつけや痙攣《けいれん》を起こした時」
「発熱で座薬でも夜中になっても熱が下がらないとき」
「咳がひどい、下痢や嘔吐《おうと》がとまらないときの不安」
「緊急性の判断がつかない」

●道立病院に対する要望もあった
「小児科の午後の診察・待ち時間が長くならないようにして欲しい」
「小児科の専門医を増やし、いつでも気軽に何でも相談できるように、産婦人科の常設を望む」

●小児科への感謝もあった
「道立病院の小児科も寺井先生がきてからとても対応が良く、土日も救急対応してくれるので、子どもが小さいときは大変助けられました。とても感謝しています。いなくならないで欲しい。『何かあったらいつでも来院してください』といってくれるおかげで、いつでも診てもらえるという安心感と先生に不要な負担はかけられないという思いが両方あります。時間外でも対応してもらっているので助かります」

課題は明らかになった。母親たちの不安を解消する工夫の一つとして、保健師たちがパンフレットを作成した。中には、「丹波の小児科を守る会」に習い、症状に合わせた対処法と緊急時受診のみちすじを記載した。

9つの約束～入院機能廃止を確認した

2009年、江差の町にも新しい年が訪れた。

2008年暮れ、診療所再生の提案9項目を盛り込み、新しい江差診療所作りプロジェクトの提案がまとまった。色々な不安、苦言をもらいながらも「入院機能の廃止」というつらい言葉をみなさんで確認した。

でも「廃止」って嫌な響きだ。つらい言葉だ。失うのは嫌なことだ。やっぱりみんな夢を持ち続けたい。だから、一生懸命考えた。足りない知恵を絞り出して、盛り込んだ9つの小さな夢。

私風に、ちょっと書き換えるとこうだ。
1. 仕方ないから入院機能は廃止しよう。でも、決して後悔させない新しい診療所を作るように頑張ります。
2. 狭い外来待合室を、ゆったり空間に変える工事をしよう。
3. 毎日理学療法に来る振動病の患者さんたちには、療法に合わせ広い場所を使えるようにします。
4. 入院、入所が必要なとき、他の病院・施設の力を借ります。周りの方との協力を強く進めます。
5. 今まで以上にもっと友の会のみなさんを大切にします。
6. 最後まで暮らせる高齢者の施設を作ります。
7. 住み慣れた家で暮らせるように、在宅医療をもっと頑張ります。
8. 治療の質を改善します。院外処方に取り組みます。
9. そしてだ、青年医師が研修できる質の高い診療所に生まれ変わります。

なんとかね。まあ、そんな約束をみんなで確認してね。やっと入院ベッドの廃止と新しい診療所作りが決まった。

医局会議で、仲間の医師たちに報告した。先輩医師が質問してくれた。

「最初あれほど不安がった地域の人たちが、積極的に納得した。理由は何か？」ほんとだ、よくよく考えた。

確かに当初、私たちは入院機能の維持、廃止で対立した。そして最後まで、全てが一致したわけではない。

「分かった。廃止は了解した。しかしきれいごとを並べるだけではだめだ。約束の実現にむけて責任を持ってください」と釘を刺された。でもね、何とか一緒に新しい診療所作りに向かう姿勢は、一致することができたと思っている。


どうしてか？

一番の理由は、やっぱり、地域の人たちが立派だったことだ。みなさんは地域への強い愛着と地方切り捨てのような国のありかたに納得しない高い志を持っている。

江差の人たちは、江差だけ恵まれた医療が欲しいと言っているんじゃない。どこの都会でも田舎でも普通の医療を守ろうよと言っている。だからこそ、みなさんが一緒に勉強をしてくれた。見学に行く度に、講演を聞くたびに、みなさんが謙虚に変化して行った。

二番目は、対応する私たち職員自身も、医療・介護のプロとして、最先端の実践を勉強した。全国の研究会、行政の方たちの話、各地の実践の講演、よそから来る研修医たちの話、こんなにもたくさんの人から学ぶことができた。こんな機会なんてなかなかない。しかも滅多にないほど良い話を聞かせてもらった。

ベッド問題のおかげで、勉強ができたようなものだ。勉強を通して、従来型の医療介護活動では、地域の医療・介護を守ることができないこと、ベッド維持だけではない新しい夢を発想することができたこと。

三番目、役場や保健所などの関係者の人たち、この地域で相談できる仲間が増え、みなさんが苦労し、頑張っていることが分かったこと。

四番目、生意気で失礼かもしれないが、道立江差病院が、今まで以上にいい病院になろうと、とても努力していることへの共感と安心感が広がったこと。

五番目、辛いけど、診療所の経営が急速に悪化しており、このままでは医療崩壊の波に飲み込まれてしまうこと。少し急いで、経営改善が必要だと理解するようになったこと。こういうことが理由のように思う。17床のベッドと交換のように、私たちは大切なことを勉強した。当初、入院機能廃止の提案に友の会員さんが「情けない」と涙を拭いていた。胸が張り裂けるような思いだった。それが最後には、「自分たちも一緒になって、高齢者住宅を作ろう。診療所の正面に友の会室を置いて、蝶ネクタイをして患者さんやお客さんを招きいれよう」なんて冗談を言うようになった。私はその冗談がとても嬉しかった。

でもね、昨年1年は、答申を出すまでの勉強と話し合いの年だった。実践はこれからなんだ……。そう心に言い聞かせた。

改修工事が終わった～　さあ！　新しい診療所作りだ

診療所の改修が始まり、約1ヵ月間をかけて工事が終わった。職員や地域の人、みんなで話し合い、壁の色を選び、ソファーを取替え、新しい診療所になった。

□労災の理学療法室が2階に移り広くなった。労災の患者さんもあずましい顔だ。

□外来のベッドが増え安心して点滴を受けることができるようになった。
□ヘルパーステーションと訪問看護ステーションが2階に移ってきてくれた。
□新しい給茶機が備えられ、温かいお茶も冷たいお茶も、とてもおいしいお茶が飲めるようになった。外来の患者さんが喜んでいる。
「びっくりした」「きれいになった。明るくなった」「広くなって迷った」
□職員の朝会は、診療所だけでなく、ヘルパーステーション「ゆいっこ」、訪問看護ステーション「はまなす」のスタッフも顔を出してくれるようになった。

そして、私たちの働き方が変わってきた。調子の悪いときには、今までなら診療所に入院していた患者さんに、在宅で点滴治療を受けてもらうようになった。看護師が、交代で点滴してくれた。

「入院のときより、もっとゆっくり話を聞いてくれた」

「90歳を超えた家族を、自宅で治療するようになり、それまで関わりの少なかった家族が、一生懸命介護し、これまでよりも、もっといたわりあう家族関係を取り戻した」そんな嬉しい報告や結果を経験することもできた。

新しい仕事を模索しながら、工事終了直前の2009年の5月30日には、診療所の2階会議室で、みんなでミニ合宿をした。職員みんなが思いを語ってくれた。

「病棟が無くなった。めまぐるしい1年だった」

「昨年は大変だったが、ベッドを無くす議論で、みんな意識が高くなった」

「入院以外の患者さんを知る余裕がなかった。今までよりも外来、在宅に関わることができ、自分が優しくなったと思う」

これからの外来についても、話し合った
「健診が少なくなってきた。会社経営が厳しいのだろうか」

「受診を中断する患者さんへの対策が大切だ」

「毎日の一般外来の充実が必要だ」

「療養指導は、栄養指導はどうしようか?」

「外来が広くなった。カラオケ会など地域の人に使ってもらおう」

「『勤医協は変わった』と言ってもらう一工夫が必要だ」

「工事中で、マイクが使えなかった時、事務職が直接待合室の患者さんに寄って行って声をかけていた。患者さんの表情が良かった。こちらから歩み寄ることが大切だと思った」などなどたくさんの意見が出た。

入院機能廃止についても率直に話し合った。

「最近体調不良の患者さんをみて、やっぱり、入院ベッドは必要だったんだと感じた。これから、社会的入院はどうするか？」

「当直がなくなったが、訪問看護など新しい課題で頭がいっぱいだ」

「在宅で点滴して、昔の往診を思い出した」

「ヘルパーさんも含めてみんなで関われば解決できる。他職種の力を集めることも必要だ」「ひとつの病院に転院できなければ、他の病院にも相談しよう。地域の他の病院が助けてくれる」

私は、みんなの話を聞かせてもらい、元気も勇気もやる気も10倍になった。

みんなが前を向き、新しい診療所づくりに向けて歩き出していた。

看護師が笑い泣き、診療所の入院ベッドが無くなった

久しぶりの江差赴任から2年が経っていた。診療所開設からは24年目。最後の患者さんが退院する２００９年3月23日に向けて、患者さんが、一人一人いなくなる。その度に、看護師たちは、泣いたり、笑ったり、写真を撮ったり、大騒ぎ。表情も心もいっぱいだった。

私自身は、開設以来関わってきた、たくさんの患者さんを思い出していた。みんなこの小さな病室で、人生の一時期を生き抜き、終えていった。私たち職員は、そんな大切な時間を一緒に暮らすことができた場所でもあった。

そうそう、重症の心筋梗塞、心不全の患者さんも入院していた。80歳近い心筋梗塞の患者さんもいた。

「胸が苦しい、体がこわい」と言っていた。超音波で心臓の動きをみてびっくりした。ほとんど動いていているように見えない。超音波画面を通して見える心臓は、ただ揺れているようだ。これは診療所では無理だった。「ゴメンネ」と言って、

「救急車で心臓の専門病院に行ってくれ」と頼んだ。患者さんは、「それなら帰る」と言い出した。

「どうせ独り者だ。身内はいない。帰って死ぬ」と言われた。そうだ、その後は、誰も見舞いに来なかった。参ってしまった。仕方ないから入院してもらって。いつ心臓止まるかわからないもの。わが家は、診療所から500mくらいだけれど心配で帰れない。診療所で何日か泊まり込んだ。

それでも1週間くらいすると、私たちの働きぶりに同情してくれて、函館の病院に移ってくれた。それからやっぱり2週間くらいして、病院で亡くなった。それなら居てもらっても良かっ

たかなと、無駄な後悔をした。

不登校の子どもも入院していた。学校の先生たちと話し合い、函館の精神科の医師を頼り、小児科医にも訊いた。

「どう?」と聞いても口をきいてくれない。私も、自分の駄目さぶりを話したり、看護師たちに頼んで、みんなでバレーボールをしたりもした。会話が作れないから子どもに言ったものだ。

「鴎《かもめ》島まで走ってこようか?」恥ずかしいけど、まるで安っぽい青春ドラマみたいだった。一緒に走ったのはいいけれど、その頃は、いつも睡眠不足だったし、運動不足だった。医者のくせにタバコをたくさん吸っていた。自分でもショックを受けるほど体力がなかった。鴎島まで往復たった1キロ。走って、帰ったら呼吸が苦しくて、苦しくて……。診療所の畳の部屋を、転げまわった。よだれは出る、おならは出る。まあでも、その様子を見ていたその子が「大丈夫?」と、はじめて声をかけてくれた。それから、少し話をしてくれるようになった。こんな体当たりが続いたら身がもたない。

そうそう、開設後まもなく進行胃がんの女性が診療所で終末期を迎えたことがあった。「家に行ってみたい」という言葉をうけて、看護師と二人で隣町の自宅に連れて行った。草木に囲まれ、農工具が乱雑に置かれた家だった。

家に着いても、ほとんど動けない。薪ストーブに背中を向けて、横になって寝ていた。若いとき、何もない田舎で、二人でがんばって生活し、子どもを育てたという。私が、老いたご主人と話すのを、布団の中でじっと聞いていた。そのうち搾り出すように「父さん、先生に鮭のトバをあげなさい」と言った。手作りの鮭のトバをかじりながら、遅くまで思い出話を聴いて帰った。診療所に戻ってから、「ありがとう」とお礼を言われた。それからしばらくして診療所で静かに亡くなった。

30代の女性も診療所で看取った。自分たちと同世代だった。この人も進行胃がんの患者さんだった。お姉さんが住む札幌のホスピスへの転院も相談した。しかし、年老いた母が近くの町に住んでいた。慣れ親しんだこの地域で治療したいという本人や家族の思いをうけ、診療所で終末期を過ごして、亡くなった。

若い女性のがん末期だ。ホスピスだったら、もっと良い医療を受けさせてあげられるかもしれないと思いながらの仕事は、とても辛かった。少しでも苦痛を和らげたいと必死だった。「緩和ケアの技術を持たない未熟な医者だ。断るべきではないか？」いつも悩んだが、家族はとても喜んでくれた。

ここで、こんな小さな空間に、たくさんの人のかけがえのない命があった。

入院ベッドが無くなる2年前に、久しぶりの江差診療所に赴任して、スタッフの関わりをみてきた。

診療所のアイドルは、経管栄養をうける熊撃ちのゲンさんだった。2年間入院していた。入院ベッドがなくなるため、他に移ることになった。介護してきたスタッフは、家族のお礼の言葉に泣き、寝たきりのゲンさんが、しわがれた声で歌うお座敷小唄「好きで、好きで、大好きで〜、死ぬほど好きなお方でも〜」に笑いながら泣いた。化粧も崩れてぐちゃぐちゃだった。ベッドが無くなったあと、がらんとした診療所の病室を見ながら寂しかった。うっかり、1枚だけ206号室の番号札が残っていた。このまま残しておこう、ひそかにそう思っている。色々な記憶を残して、江差診療所の入院は幕を閉じた。以上だ!!

入院ベッドがなくなったことを、後悔はさせまい。感傷にふける時間はもう終った。新たな診療所づくりをしよう。

さぁ!　みんなと一緒に町づくりが始まる。

ミニコミ誌「ずなこま」創刊だ

草の根の会が始まって約2年間、地域医療を守る集い、小児科を守る集い、世話人会でのたくさんの勉強をしてきたが、いずれも単発で継続性がない。会員の思いや住民の思いが、病院の方たちに届いているんだろうか？

どうも自己満足のような気もするし、

「みんなで、この地域の医療の良さと限界を知って、協力し合うのが大切だ」との声があがった。よし、地域のみなさんに医療情報を伝えよう、知ってもらおう、様々なお願いをしようと地域医療ミニコミ誌「ずなこま」発行が決まった。

「ずなこま」とは、限られた人だけが知っているようだが「仲間」とか「友人」とかいう意味だそうだ。

創刊号1面は、道立江差病院の中田院長だ。原稿快諾の翌日、先生らしい、長～い原稿が届いた。地域医療再生計画について思いのこもった原稿だった。

「ベテランさんこんにちはシリーズ」で、地域で長く頑張ってきた先生たちに光をあてることを考えた。長く医師会長をされてきた今川徳郎先生に登場してもらった。

今川先生については、研修医が報告用にヒアリングしてくれた記録がある。丁度良い。それを使わせてもらおう。若いときからの何でも診てきた今川先生の多忙な地域医療の実践の足跡、最近の専門医志向の医療界への危惧など、実に味わいのある記事だ。犬の診察まで頼まれたという話には、笑ってしまった。

「新人さんいらっしゃいシリーズ」も作ろう。青年職員たちを褒めまくって地域から逃げないようにしよう。

頑張っている各地の病院・診療所・介護施設の紹介をしよう。

みんなで全国の地域医療再生を勉強して、町づくりを頑張ろう。みなさんに知っていただきたいことは山ほどある。そんな打ち合わせをみなさんがしてくれた。もう、私は嬉しくて仕方がなかった。

「先生、読んだよ、知らなかった」「勉強になった」「なんか最近、この地域の医療の人たち、仲良い感じがするね」などの声を聞かせてもらうのが楽しみだった。

しかし、「ずなこま」は人手不足で、記事集めも難しくなり、見切り発車で開始した発行の費用も集めることができず、2年余り、23号で終了した。

せっかくの地域の医療情報誌も終わりかと思ったとき、医療介護連携推進会議発行の「リンクルみなみひやま」がバトンタッチしてくれた。

まあ、しかし、「医療再生は情報の共有だ！　啓蒙だ！」とか言って、騒ぐ私を横に、地道に記事を書き続けたのは診療所の小林事務長だった。ここ数年の小林事務長のがんばりに対しても、ご苦労さんを言っておかねば……。

江差保健所の出番だ「南檜山医療介護連携推進会議」

地域の人たちとの勉強会「草の根の会」の勉強や運動が行き詰ってきた。住民中心の活動で、結局医療や介護という専門的な仕事に対して何ができるのか分らなくなった。

全国的には、小児科を守る丹波の活動とか、研修医を育てる千葉の活動とか、頑張っている地域があり、参考にしたが、私たち自身の活動に生かすことが出来なかった。「活動しながら考えよう」とぼやっとした方針で進めてきたが、徐々に活動はしぼんで来た。みなさんのせっかくの期待に応えられず、ごめんなさい。

そんな時、助け船を出してくれたのは江差保健所のみなさんだった。

もともと保健所のみなさんも連携とか、地域の健康増進を一生懸命考えていた人たちだ。いつの間にか、磁石のように引きあうようになった。

江差保健所がリーダーシップを取り始めたことで、私たちの思いは、急速に南檜山レベルに広がったような気がする。

勤医協の入院ベッドが無くなってから、病院に助けてもらうことが多くなった時期でもあった。終末期の患者さんも、ぎりぎりまで頑張って、結局、最後の瞬間になって家で看とることができない時には、「道立病院さんよろしくお願いします」と救急車を引き受けてもらうことも結構あった。いつも助けてもらうだけでなく、私たちも病院の負担軽減に何かできることはないだろうか……。そんなことをきっかけに、道立病院の先生、連携室の職員さんと江差保健所が関わってくれて、医療・介護の職員たちの連携の勉強会が始まった。

徐々に参加のメンバーが増えていって、２０１２年7月から正式に「南檜山医療介護連携推進会議」という長い名前の「会」の活動が始まった。

この地域の住民が安心して医療や介護を受けて暮らすことができるように、関係者の顔の見えるネットワークづくりをして、お互い協力しあうことができるようにしようということが目標になった。医療も介護も人手が足りないもの。何とかチームワークで乗り切ろうということだ。メンバーは各町も施設も職種も民間も行政もごっちゃになって、関係職員が集まることになった。

連携会議は顔見世の場になって、異なった地域の職員たちがお互いに声をかけることができるようになった。南檜山の各町はそれぞれが地域包括ケアを組み立てようと一生懸命だということが分った。よその町の困っていることがわかるようになって、「なんだ、大変なのはうちだけでないいんだ」と思えるようになった。話し合い、勉強の中から夢は広がってきた。

「3年目の区切り、住民のみなさんたちも一緒に地域ぐるみの講演会・シンポジウムをしようよ」診療所の小林事務長の提案に、メンバーが応えた。みんなの瞳はキラキラと輝いていた。集まりだした頃、何をしたら良いかもわからなかったのに、わいわいわいわい話が進んで、3年が経っていた。メンバーのひとりが言った。

「安心して暮らしていくための未来への課題を南檜山全体で考える集会、大きな会場にいっぱいの人を集めてみたい。何だか今ならできそうな気がする」

おっと、大きく出たな思ったけれど、誰も反対せず、そろって賛成。こうなれば、みんなでやるしかない。

「姥捨山と言われても頑張る」乙部荘の話

よっしゃ！　良い集まりだった。小さな打ち合わせから、ちょっと大きめの勉強会も始まった。数えて3回目の南檜山医療介護連携の勉強会。参加人数は、60名余り。南檜山の各地から集まってくれた数が多いから、道立江差病院看護学院講堂を使わせてもらった。

今回の講師は、特別養護老人ホーム乙部荘施設長　野崎直史さん。参加者は「今の介護施設の現状について」と題する報告を、熱心に聞いた。

乙部荘では、決して多くない職員さんたちで、50名の高齢者の生活を援助している。介護度4～5の身体機能の低い方が多く、業務はなかなか大変だ。忙しい中、「心ある介護」をと頑張っている。

職員が自らに問いかけている乙部荘の生活は、

①その人らしいあり方になっているか、

②不安や悩み、苦痛は取り除かれているか、

③その人の秘められた力が発揮はされているか、

④体調、健康は大丈夫か、
⑤家族や地域の力も借り、なじみの暮らしができているか、
施設内研修、外部研修、委員会活動などたくさんの勉強を通して活動を工夫している。ある職員が、暑い夏の日、おむつの中が、びっしょり濡れている場面に出会って言ったそうだ。

「これでもオムツしないとダメだろうか?」この素朴な一言から、みんなで話し合った。本人たちの思いを取り入れ、全員オムツをはずした。

「施設だからこそできる介護」とは何かを話し合い、重度の方の外出支援も積極的にとりくんだ。丁寧な話のなか、私が最も印象に残ったのは「姥捨て山」という言葉。

野崎さんは言う。

「地域ではまだ老人ホームを昔のイメージで『姥捨て山』と思っている方がほとんど。入所が決まって泣き崩れる高齢者もいる」私は質問した。

「そんな現状を、職員さんたちがどう受け止め、どう仕事をするのですか?」野崎さんは、答えてくれた。

「職員たちは、最初からそう思われていることを知っています。でも、みんなはそんな方たちが笑顔で、思い出を大切にして生活できるよう、寄り添いながら仕事をしています」

勉強会後、野崎さんの報告に、多くの感想が寄せられた。

「日々の取り組みがきちんとされていて、いろいろな所に、目がゆき届いていることが分りました。安心して利用できる施設だと思いました。これからも大変なことがたくさんあると思いますが、新しい取り組みをしてくれることを期待しています」続いてたくさんのお褒め、感謝の言葉が寄せられた。

その後、この勉強会では、他の地域、施設の様子を聞けるようになった。そして、終末期の勉強、胃ろうの勉強などを経て、地域で抱えている困難な事例の検討を続けている。顔が見えるような勉強会を始めて、改めて思う。

実に、現場のみなさんが悩みながら、喜びながら職場にいること、お互いに助け合いを求めていることへの実感だ。

喧々諤々《けんけんがくがく》　南檜山地域医療再生計画の討議が始まった

さてと、地域の人たちと勉強したり、ミニコミ誌を作ったりする間に、国や道でも、地域医療再生計画の動きが出てきた。

報道を知った当時の道立江差病院中田院長と当時の大岩事務長の動きは速かった。すぐ素案を作り、道庁道立病院室・檜山振興局に働きかけた。成案ができ、各町の町長さんたちを含めて構成した南檜山地域医療対策協議会から「南檜山地域医療再生計画」を道庁に提出した。

これが見事に、北海道の二つの計画の一つに選ばれて、25億円とかいうお金が補助されることになった。後日、半分は、北海道の研修医養成に当てることになったと聞いた。それにしても、どうしよう。こんな大金。自分の金でもないのに興奮した。

出された事業内容は

①〝総合医〟の養成センターを道立江差病院（江差町）に設置

②南檜山5町の医療機関を結ぶネットワーク整備

③分娩再開

という内容だった。提案した内容をいかにして成功させるかが問われている

むつかしいけどみんなで頑張ってみよう。

しかし、この後、関係者の話し合いも大変だった。緊張の連続だった。コンピューターのネットワークを作ることになったが、道立病院以外は、電子カルテを持っていない。地域の医者・看護師のみなさんが、コンピューターに慣れているわけでもない。そんな中でどういう内容をコンピューターでつないだら、各医療機関がお互いに助け合えるかだ。

自慢じゃないけど、私も頑張った。ある会議で「ネットワーク分野討議のグループ長を決め

ようという話になった。私自身もこの地域の医療が大きく変わる瞬間に立ち会っているという緊張感があったから考えた。私の狭い頭の中で、

「頑張れ、手をあげろ！　やりたいと言え！」という声と、

「ばか！　出過ぎたことを考えるんじゃない！」という声がぶつかっていた。「行け」と「黙れ」のたった二つの単語のボールが同じくらいの数で無数にぶつかり、はじけあっていた。緊張の時間だった。

沈黙に耐えられなくなった直後、あっという間の瞬間だった。「行け」という単語が一個だけ脳みそから飛び出してしまった。

「あ、まずい！」と思ったが発言は勝手に出て行った。

「よろしければ、やらせてください」手も勝手に上がってしまっていた。

「いや、やっぱりやめます」と思った直後に「賛成です」の声が上がり、決まってしまった。

それから数週間、数回の会議、やっぱり、もう、大変だった。みんな一生懸命だから、意見が違うんだもの。

「機種はどうする？　何をどうつなぐ？」民間の医療機関にとっては補助金が使えなくなる数年後の負担も大変だ。慎重にならざるを得ないのだ。事前に意見を聞いたり、調整の電話や

メールをしょっちゅう繰り返して、提案をまとめたり。一時もうこの事業は成立しないかと思うほど意見がぶつかったこともあった。

何度もなんども話し合った。コンピューターでつながり、100％素晴らしい内容とは言えないけれど、あれだけ話し合ったこと、それが私たち地域の医師たちの宝になったんだと思っている。

で、コンピューターがつながってどうだって？　そりゃもう、ありがたいことだ。特に診療所にとっては、大助かりだ。診療所の患者さんは、すでにほとんどが登録されているから、最先端の画像、検査結果がリアルタイムに届き、治療内容がわかるようになった。遅れていた医学知識を取り戻すこともできる。いそいそと最新の画像の勉強をしている。

今風にいうと、地域包括ケアって言うのかな

両方の眼から星がキラキラ飛び出すような女医さん研修医がやって来た。分厚い手作りノート3冊と参考書を詰め込んだ白衣のポケットが破れるんじゃないかと、私は勝手に心配だった。毎日元気に診療所から出て行く。「地域連携をまとめよう」と意見が一致したのが、確か3日目だった。

「私、コンピューターが苦手だから」と言いながら、しばらくして、畳半分ほどの3枚の大きなパネルを広げ始めた。それから、彼女は毎日、診療所の医局で大きなパネルに向かって絵を描き始めた。不思議な懐かしい光景だった。

恒例の報告会では、診療所の職員・地域のみなさんを前に、風邪をひいたマスクの奥から話し始めた。

「1枚目のパネルは、医療・介護に関連した連携、大切なことは相手が困っていることを知ることだと気付きました。2枚目に、高齢者を支える地域住民のネットワーク、3枚目に、看取りを支えるという意味での連携です」話に説得力がある。

報告を聞きながら、不思議な感覚が湧いてきた。何だか南檜山が、江差の町が空から見え、一軒一軒に住んでいる人たちが動き出すような気がしてきた。

先生は、江差町役場で、たくさんのことを聞いてきた。

すごいと思ったのは、道立病院の取り組み。道立病院の病棟の看護師さんが、退院前に医師からの説明があるときに、ケアマネージャーさんにも連絡をしてくれ、一緒に話し合う。看護師さんも介護のことをよく知ろうと、地域の介護の現場を見に行ったり、包括支援センターの仕事を知る研修もしている。これは、お互いの「施設間地域交流」って言うんだってね

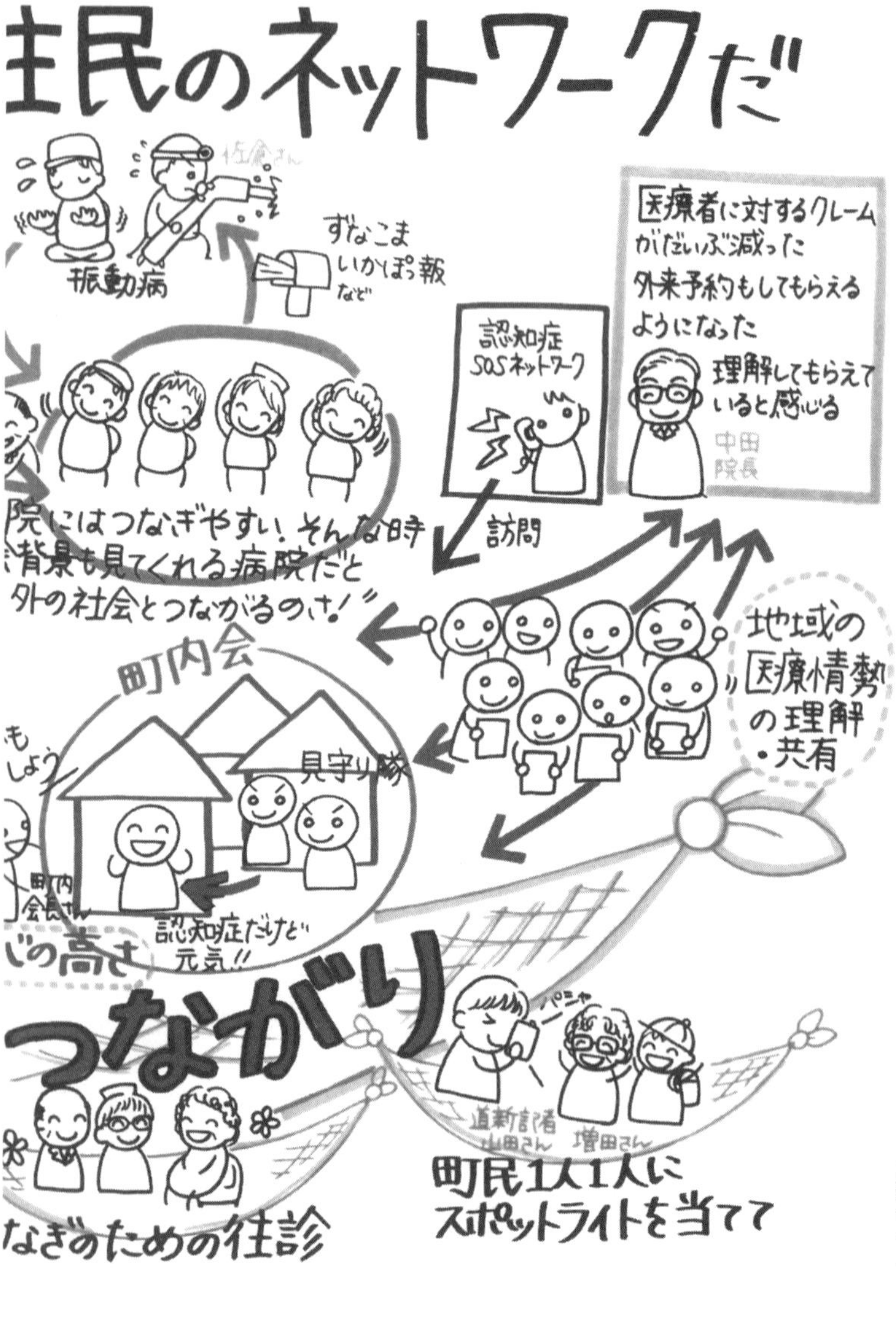
住民のネットワークだ
佐倉さん
振動病
ずなこま
いかぽっ報
など
医療者に対するクレーム
がだいぶ減った
外来予約もしてもらえる
ようになった
認知症
SOSネットワーク
理解してもらえて
いると感じる
中田
院長
院にはつなぎやすい！そんな時
背景も見てくれる病院だと
外の社会とつながるのさ！"
訪問
町内会
地域の
医療情勢
の理解
・共有
見守り隊
町内
会長さん
認知症だけど
元気！！
の高さ
つながり
パシャ
道新記者
山田さん
増田さん
町民1人1人に
スポットライトを当てて
なぎのための往診

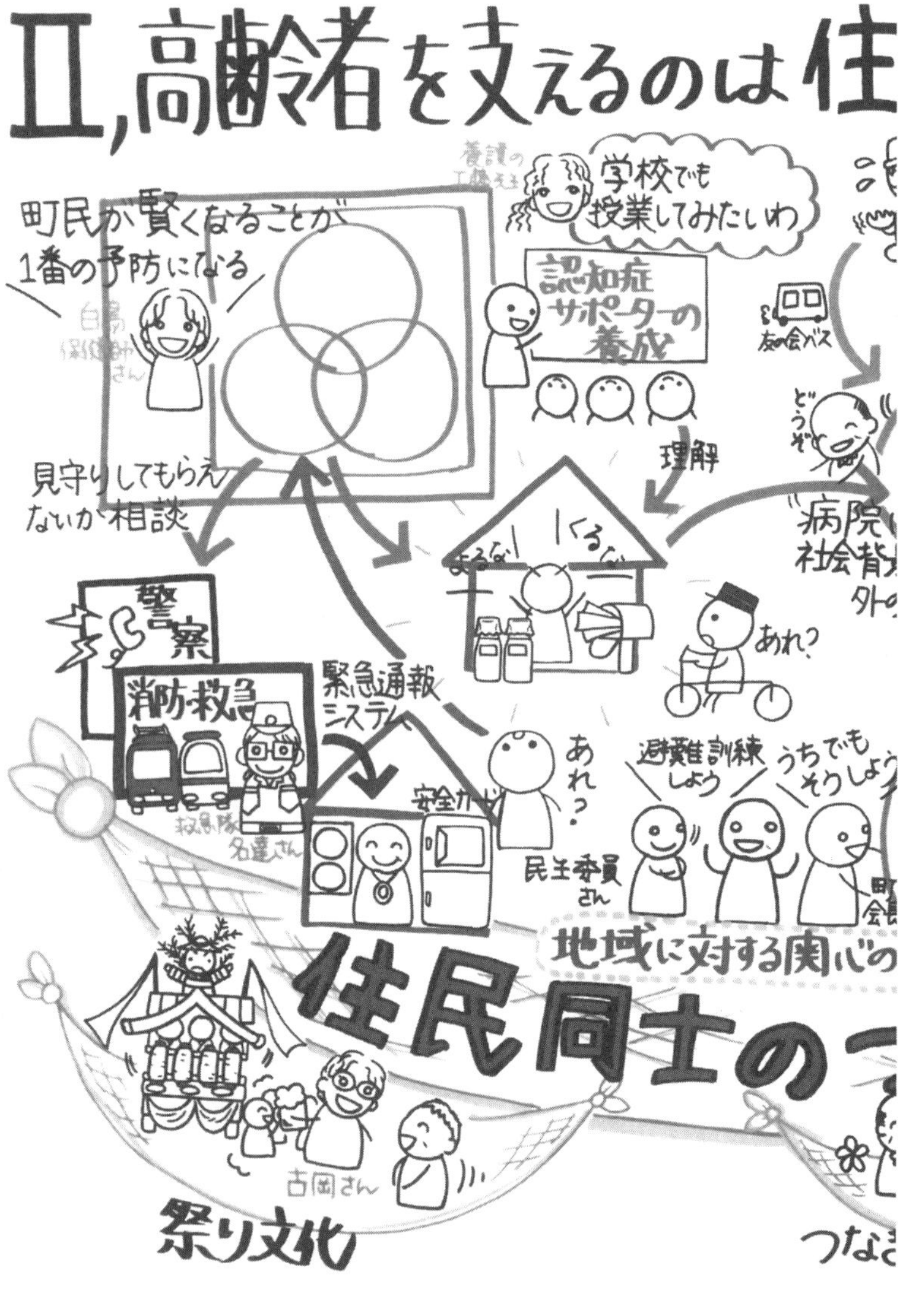
Ⅱ,高齢者を支えるのは住
町民が賢くなることが
1番の予防になる
学校でも
授業してみたいわ
認知症
サポーターの
養成
理解
見守りしてもらえ
ないか相談
警察
消防・救急
緊急通報
システム
安全カード
あれ？
避難訓練
しよう
うちでも
そうしよう
民生委員
さん
地域に対する関心の
住民同士の
古田さん
祭り文化
病院
社会背

町のなかのエピソードも教えてもらった。高齢者のひとり暮らしの家で、牛乳瓶や郵便物がそのままになっているのを見て、具合が悪くなっているのを、ご近所の人が気付いた。でも、救急車や包括支援センターの人が訪問しても、

「寄るな！　近寄るな！」という人や

「ここで死にたいから放っておいてくれ」という方もいる。しかし、そのまま放っておくと衰弱死してしまう。そんなときには、診療所にも連絡する。

聞きながら思い出した。そうだ、そうだ。最近、役場の地域包括支援係の人たちが、結構SOSの患者さんを相談してくれるもの。

外で転んで、足に大きな傷を作って、化膿した傷に泥や動物の毛がたくさんくっついていた人、大変だった。

「医者も役場も来るな」と言われて、一緒に訪問して、なんとか気に入ってもらおうと冗談を言ってもお世辞言っても笑ってくれなくて苦労した。

それからしばらくして、小さな町だもの、もうこんな悲惨な人いないだろうと思ったら、また相談に来る。もう私は、「役場から連絡です」と聞いたら

「お！　今度はどんな人だ」って緊張するような、楽しみのようなおかしな感覚になってき

たものだ。役場では地域の人たちの認知症サポーター作りも一生懸命している。

『町民のみなさんが賢くなることが一番の予防になる』って言っていた。

役場の話だけでもたくさんあるけれど、この地域のみなさんが地域の問題に関心が高いのに驚かされた。古岡さんの家のお食事会の時、

「○○で……孤独死があったってさ。うちでも見守り隊作ろうか？」なんて話が出た。江差では、直接知らない人でも、時には認知症で迷惑な人であっても、

『同じ町の人だから』と気にかける。これが都会と違うのだと思った。この地縁に繋がる絆が存在するのはなぜかと考えていたら、こんな話を聞いた。

江差の祭りは全員が役割をもって参加している。7月下旬、祭りの準備をするためにその町毎に集まる。この時に

「あのじいさんは死んだな～」

「あそこに引っ越してきたのは誰さ～」「ああ、○○から引っ越してきた○○さんさ～」とみんなで確認して、町内会の再整理をするんだそうだ。なるほど、住んでさえいれば、この連絡網にひっかかる仕組みが年1回あるってことですね。

聴いている人たちみんなが「そうだよ、そうだよ」って頷いたり、はじめて聞いたとびっく

りしたりだった。

先生は、保健所や佐々木病院や上ノ国診療所や、消防隊、中学校などで聞かせてもらった、たくさんの話をしてくれた。私は思ったものだ。

勤医協は、この地域の人たちのこうした活動に巻き込まれながら仕事をしているのだと……。時々先生の言葉を思い出す。

「これって今風に言うと地域包括ケアっていうのかもしれません」そうだよ！先生。

それで、私も見習って、江差町役場に行ってきた。担当の人がていねいに教えてくれた。確かにやる気満々だわ。最近は地域ケア会議を頑張っているみたい。高齢者見守り支え合いネットワーク「チーム江差」も活動しているし、地域包括ケア時代へのメッセージとして進化しているようだ。

おっ！　良いぞ。先生、「地域包括ケア時代にむけて」をこの本のサブタイトルにしよう。研修医は

「このパネル要らなかったら捨ててください」なんて言ったけれど、とんでもない。宝物になったよ。ほんとは全部見て欲しいけど、せめて1枚だけでも、みなさんに見せてあげることにしよう。

地域ぐるみで糖尿病の重症化を防ごうよ

この地域に来て、色々な出来事にオロオロしたり、巻き込まれたりしながら、参加させてもらってきたとりくみ。そのなかでも、最も大きなうねりのひとつが糖尿病重症化予防プロジェクトだ。

南檜山振興局江差保健所が仕掛け、黒船のような花咲爺さんのような平井愛山先生と一緒に動き出したプロジェクト。檜山振興局江差保健所はこの地域の慢性疾患の重症化を予防したいと考えた。以前から頑張ってきていた上ノ国町の経験も生かし、南檜山全域のレベルアップのきっかけとして白羽の矢を立てたのが平井愛山先生だった

２０１２年9月、パワフルな講演を聞かせてもらった。平井愛山先生は、

「地域ぐるみで連携し、慢性疾患を予防しよう。糖尿病は年々増加しています。そのために透析など重症な状態に進行し、介護の問題、医療財政の問題にまで発展しています。コンピューターを利用し、地域の医療機関と、保健師、栄養士など多職種が連携し重症化を予防していきましょう」熱く、力強く講演した。

聞いていた各町の町長さんたちもまさにそのとおりと感心していた。

今思えば、あの最初の講演は、地域の関係者たちへの平井愛山菌の感染第一歩だった。私は知らなかったが、翌日2回ほど、保健師さん栄養士さんたちとのグループワークをしたとのこと。その時が感染急拡大だったようだ。彼女たち、彼らたちの尋常でない情熱の増幅を知ったのは後日だった。

２０１３年8月、江差姥神神社祭りにぶつけて2回目の講演を開いてくれた。その日の夜、講演を振り返るため、懇親会を開いた。私も参加して先生と話した。平井先生が診療所の医師にも声をかけてくれる。

「大城先生、この地域、糖尿病にかけている医療費はすごく高いです。それだけ医療費をかけても透析導入は全国の1・5倍です。塩分摂取量は北海道全体が10・8グラム、南檜山は14・6グラムです」講演で報告された内容を再度強調してきた。

「地域ぐるみで透析導入を防ぎましょう。食生活を改善しましょう!!　専門医がいなくても素晴らしい連携モデルになりますよ。研修医たちの魅力にもなりますよ!!」……ダッシュマークをいくつも付けて、きらきらと提案してくる。

「実現の根拠はあります。この地域は、住民が地域を大切にしています。祭りを通してしっかり文化が伝わっている。地域の保健師、栄養士さんたちのレベルがすごく高いです。そしてみんなで協力しようという連携推進の形が芽生えている。先生、私お手伝いしますよ!!」

圧倒され、ぼーっと聞いている診療所の医者。何だか、期待され、激励されているような気もするが……。

「ね、先生!!」と言われて、

「そんな大層なこと、ありがたいのですが……難しいよね……」と隣の江差保健所の砂山室長さんに同意を求めようとしたが……だめだった。平井先生に感染して、目が炎のようになっていた。他のみんなも、目がハートマークになったりしている。

「ええ、先生、すごいです、私たちも頑張りましょう!!」

ダッシュマークも感染していた。もう、手遅れだった。


それから現場の江差では、プロジェクトチームを結成して、講演から学んだ内容を地域なりに運用しようと、話し合いが始まった。それぞれの都合があるなか、やっと単純な基準を作成した。

「一定の基準でコントロールの悪い糖尿病の患者さんを、徐々に道立病院の糖尿病外来にお願いして、再度各地の国保病院・診療所に戻ってもらい、保健師や栄養士の関わりを強めよう」

その程度の柔軟な基準を確認し、運用を開始した。

第3回目は2014年3月、約半年が経過してこの間話し合ったことを報告してもらった。インスリン注射の使い方など具体的な内容が入ってきた。講演を聞きつけた函館稜北病院のメンバーも参加して、道立病院の会場が立ち見状態になった。忙しい中、医師たちも少しずつ参加した。

2014年7月、早くも4回目になった。さて、準備状態は？　徐々に不安になってきた。事務局で相談した。

「むむむむ……思った通りに進まないね。働いている人の多い糖尿病の患者さんとか、長い間同じように同じ先生に受診していた患者さんがいつもと違う診察はなかなか受けづらい、そもそも糖尿病は、症状に乏しいから、『もっと良くしましょう』というメッセージが伝わりにくい」医師会の先生たちも同じような感想を持っていた。ということで、今回は、まず現場の悩みを出し合おう。

地域の保健師・栄養士さんたちのやる気を生かすことを重視しよう、ということにした。幸い乙部・厚沢部両国保病院の先生たちが気になる事例を準備してくれた。

第4回目の講演のために、平井先生が江差に着いた。道立病院の寺井紀雄院長の見守る中、「先生、このような事例です」とお話しした。平井先生は、

「分かりました。今回の勉強会はみなさんの意見が大事です。グループワークをしましょう。参加者を4つのグループに分けて、みなさんならどうするか、話し合ってもらいましょう」

「えっっっっ？」私は絶句した。

「グループワークなんて、したこともない医者や看護師たちがたくさんいると思うのに急にそんなこと言われて、みなさん、帰ってしまっても知りませんよ」

側で聞いていた江差保健所の笠島さんは、動揺しなかった。

「分りました。早速グループを分けてきます」えっ？　オロオロしていたのは、私だけだった。

平井先生が手短な講演説明のあと、グループワークが始まった。

提示された糖尿病コントロールの難しい事例、「みなさんならどうしますか？」なんと、最初遠慮がちだった参加者が元気に発言している。

私のグループでは、医師会長の鶴谷先生が、日常診療の思いを正直に謙虚に話されたのに感動した。1時間半超の時間が過ぎ、最後の感想の時、みなさんの顔がきらきら明るかった。魔法を見ているようだった。

まあ、そんなことで、南檜山の糖尿病重症化予防プロジェクトは順調とは言えないが進んでいる。診療所の医者は、大波小波を乗り越えて進む〝プロジェクト丸〟に必死に掴まって溺れそうな船員の気分だ。

あきらめていた産声が戻る

久しぶりの江差赴任以来、気になっていたことがあった。

2007年から基幹病院である道立江差病院のお産廃止で、北海道の14支庁のなかで唯一お産ができない地域になってしまった。

その年の1月、江差の救急隊は、道立江差病院への出張の産婦人科医に依頼して学習会を開いた。「出産が差し迫った妊婦を、函館に搬送しなければいけないケースへの対応。途中、破水、出血、場合によっては救急車内で出産するケース、新生児に対する対応、妊婦に適した姿勢、車内の温度、救急救命士に何ができるのか?」緊張の学習会だったようだ。

お産ができなくなったのが、2007年。関係者方の努力で、2008年4月から道立江差病院では、平日の産婦人科外来を再開するなど具体的な努力がなされてきたが、お産再開には至らなかった。この地域のお母さん、ご家族は不便を感じながらも、函館の病院で、親戚を頼ったり、近くのホテルに泊まったりして、新しい命を誕生させ続けた。

さて、4年が経過し、全国・全道的に産婦人科医師体制が厳しい中、この地域でお産ができないことが恒常化し、再開は困難ではと危惧された。

２０１１年1月「南檜山の医療を考える草の根の会」で、お産の勉強会をした。

住民が勉強会をしたからといって、お産が戻ってくるなんてもちろん思ってなかった。でも何かできないか、ただその思いだけで勉強会を開いた。

20名程度だけど、地域の人たちが集まった。二人の子どもさんを持つお母さんが思いを述べた。そのことをきっかけに、テレビ局が来てくれた。

勉強会をしたら何だか元気が出て、「里帰りお産とか、観光お産とか」宣伝して有名になったら人口が増えるかもしれないとか、能天気な話をした。

この間も道立病院の中田院長たちは、地域医療再生基金を利用して札幌医科大学に分娩再開をめざして住民向け講演会、大学関係者の方たちとの地道な交渉など、猛烈な努力を続けていたようだ。

そしてお産中止から7年が過ぎた。本音を言うとね、もう私は諦めていた。勉強会をした頃、何人かの産婦人科の先生に相談したら、

「この産婦人科医減少の時代、1年間のお産は一定数の人数が必要で、医師2名体制＋麻酔科が必要だ」とも聞いたことがあった。どう考えても無理のように思えた。それに診療所の医者が、お産の心配をするなんて出過ぎた真似だ。そんな風に思ってもいた。

そんな時だ。地域医療再生基金の最終年度（2014年3月）を目前に、道庁病院室と道立病院の働きかけで、この地域のお産の具体的な再開を念頭に、札幌医科大学産婦人科　斎藤豪教授の講演が実現した。

教授は、2013年8月5日、江差に到着。おもむろに講演を始めた。のっけから「医局は諸悪の根源か?」と率直に問いかけた。あれ……お産の話ではないのかな?

「新たな臨床研修制度が始まった。医局の医師が大きく減少した。そして……福島県立大野病院事件が、全国の地域からお産が撤退する決定的要因になった」そうか、なぜ、お産ができなくなったかを説明してくれている。教授は、優しいのだ。一生懸命弁解してくれている。

そして、宣言した。

「2013年8月7日（明後日だ！）から分娩の受付を開始。2014年3月1日から分娩を再開する。危険なことはできない。外来診療と経産婦の正常分娩……。最初は、小さな火だが、大きな火にしていきたい」

緊張して聞かせてもらった。教授自身が苦しかった経過を、率直に話してくれたことに感銘した。ひとつだけ質問した。

「こんな厳しい中、なぜ再開を決めていただいたのですか？」斉藤教授が答えてくださった。その理由の一つは、地域の人たちの「なんとかしたい」という思いが伝わったからだと。医局の医者は地域を思っている。教授の「これからも、地域の方の支えをお願いします」の訴えに胸が熱くなった。

お産の伝道師がやって来た「みなさん！　この町にお産に来ませんか！」

そしてお産が始まった。再開なんて、いまだに不思議だった。

新しく赴任された早川先生にお会いした。先生はお話しされた。

「大学を離れて、地方の病院で若い医師、後輩、医学生、看護学生を教育指導してきました。私も、歳を重ねて、次の働き場所を考えました。道立江差病院には、以前に1年間勤務したことがあります。懐かしい江差は、大好きな町です。もし、お産が再開されるなら真っ先に手をあげようと、ずっと思っていました。江差にはベテランの産科医が必要ですが、私が適役だと確信していましたから……」

「先生、でも二人体制でなくても、大丈夫ですか?」生意気な質問をぶつけさせてもらった。衝撃の返事が返ってきた。

「私は、お産を女性の手に帰したい。個々の妊婦さんが、自分のバースプランを持ち、自立した助産師さんが、その中心にいる、あたたかいお産が必要なのです。地方でお産を再開させるためには、医師よりも必要なのは自立した若い助産師です。私が江差に行くのも、この『院内助産所』の構想を実現したいからです。

江差はその『モデル病院』です。大きな病院と連携し、経産婦の正常分娩なら大丈夫です。決して助産師に正常分娩を押し付けるということではありません。産科医は見守る・支えるのです。

江差では、妊婦さんと妊娠初期〜授乳期まで一貫したお付き合い、一対一の信頼関係が築けます。これが若い助産師には絶対必要な経験です。若い助産師・学生たちにも感銘を与えるような教育をしたいと思っています」まさか、まさかだった。これはすごいことになった。焦って人数を集めるなんて僭越、生意気、馬鹿だった。

高齢化地域でも良いじゃないか。医者も患者さんも高齢者、それなりに暮らして行けば良いじゃないかと思っているが、でもやっぱり子どもは宝だ。やっぱり子どもがいると嬉しいよね。そんな欲張りな夢が、また浮かんでしまった。いや……赤ちゃんの産声が聞こえ、笑顔が見える、そんな町になれたら嬉しい。

「全国のこれからママになるみなさん！　こんな良い先生と助産師さんがいて、イクラ、

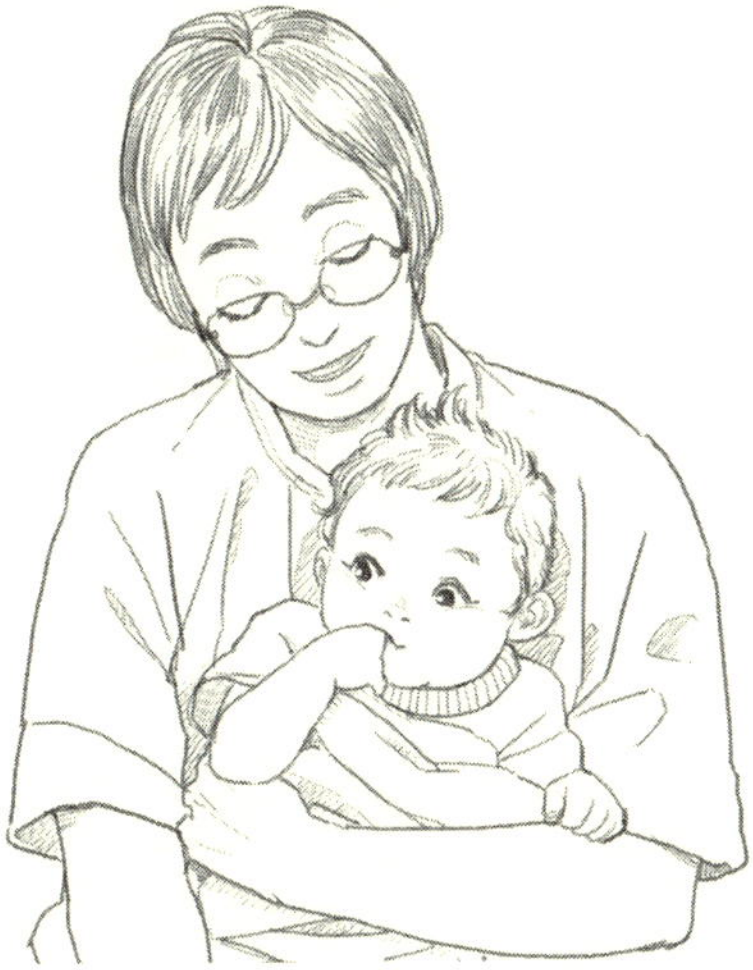

ウニ、カニ、魚が美味しく、新鮮な野菜がいっぱい。夕日のきれいなこの町、江差にお産に来ませんか」なんて〜。あ〜ここでコマーシャルは駄目かな?

Ⅴ　私の故郷は、江差・函館と沖縄です

故郷とは、帰りたいという家や帰りたい風景がある所、思い出があるところでもあろうか。でも、何と言っても人生の時間を共有し一緒に暮らした、会いたい人がいるところだろう。幸せなことに、私には北の国と南の国に故郷がある。

故郷沖縄通いが始まった

地域の人たちと色々話し、老いた人たちの最後の人生を考える機会が多くなった。徐々にだが、忘れてきた宿題のような沖縄の両親・家族のことを考えるようになった。

私は、ほんとにだらしない医学生で、両親に随分心配をかけた。雪にあこがれて、北海道大学の医学部に入ったが、大学卒業も医師免許の取得も、随分と時間がかかった。最初の1～2年は、物珍しさで楽しかった。雪にミルクやジュースをかけて「かき氷が食べ放題だ」とか言って、毎日友人にも勧めたが誰も食べなかった。すぐに冬がつらくなった。

墨絵のような山の稜線、空からひらひらと舞い降りてくる白い雪、ハーっと吐き出した息の白さ、雪の中で仕事をしている人々。あ……なんて雪のある風景は綺麗なんだろう。憧れていたのは雪の風景だったのだと気がついた。

医学部に入って、すぐに挫折した。勉強について行けなくて、下宿に閉じこもりがちになった。弁解のように、アルバイトをした。冬、道路の測量の手伝い、新聞配達をはじめさまざまなことをやった。しかし、田舎の雪かきをすれば、長靴に雪が入り、薄手の手袋では手がしびれて痛み、アルバイトは2～3日しか続かなかった。デパートの配達では、雨上がりに自転車が転倒。荷物をびしょびしょに汚してしまって、お届け物の商品を駄目にして、あっさり首になった。

結構続いたのは、ラーメン屋さんの出前だった。北海道大学の前のラーメン屋だった。北海道大学はキャンパスが広い。どこか研究室に夜食のラーメンを届けたことがあった。暗い北大の中を迷い、捜し歩いて研究室に着いた時は、ラーメンの汁は消え、麺は膨らんでいた。「どうもなんねーナ……」とか言われて、怒られて頭を下げて、店に戻ってマスターに怒られた。

「お前、ほんとに医学部の学生か……」いつも愚痴を言われた。

まあ、そんなことが続いて、ひきこもり状態になった私を、親は心配した。一時父親が、札幌のアパートまで来てくれたことがあった。

「そんなに辛いんだったら、無理に医者にならなくても良いから、沖縄に帰ってこい」そんな両親の甘さすれすれの優しさに支えられ、家族に支えられた。何をやっても続かない無能な自分は、初心に戻って医者になろうと決めた。息切れしながらやっと医者になった。それなのに両親・家族に恩返しもしていない。父親も80代半ばになり、体力が落ちたようだ。今何かしなければ後悔する。

そんな思いで、旧知の沖縄中部協同病院の与儀洋和院長に電話をしてみた。

「両親に会いに通いたい。その数日間だけ、沖縄の仕事をさせてもらえないか?」電話の向こうの沖縄訛り

「あ～、良いんじゃないかね～」与儀医師の声は心安らぐなつかしい沖縄民謡のようだった。

それから月1回くらいの沖縄通いが始まった。

子どもたちもこの町が好き

子どもたちは、故郷が好きと言う。日本で一番の若い首長になった江差町の照井誉之介町長が新聞記者時代に、町を歩いている子どもに聞いた。

「君は将来どんな仕事につきたいと思う?」子どもは答えた。

「江差で働く仕事をしたい」「どんな仕事でも、ここで仕事をしたい」これらは、江差で生まれ育った子どもたちの江差への愛着を良く表わしたエピソードとして語り草になった。

子どもたちの思いを示す集いがあった。２００９年6月16日、江差文化会館大ホールで開催された「江差町少年の主張大会」だ。中学生たちの熱気があふれ、見守る地域の父母たちの温かい目があった。中学校の学校医だからという思いもあって子どもたちの発表を聞きに行った。

ここでは、江差中学校3年の女子生徒の主張を紹介しよう。

「私には、小学校2年の妹がいる。以前住んでいた町では、医師、助産婦さんの指導で安心して出産できた。今、道立病院では出産ができない。なぜか、不思議で調べた。産科医が少ないからだとわかった。産科医が地方に来ない。健診を受けるのに時間がかかり、早産、緊急時出産などは間に合わない。昨年東京で、脳出血の妊婦さんの例があった。8軒の病院に断られ、たらい回しにされたあげく、手術をした時には、すでに手遅れで死亡した。怒りをもった。国の中心である東京でも手遅れだったなんて。この国に、安心して出産できるところはあるのか？

産婦人科だけではない、現在の道立江差病院は眼科、耳鼻科、皮膚科が、週1回で、毎回担当医が違うので納得を得る医療が難しい。毎年、何億円もの赤字があるという。今後、医療はさらに厳しくなる。病院にかかりづらくなると、体の弱い人、お金のない人、立場の弱い人は、今後さらに厳しくなる。国は大学の定員は増やしたが。制度の関係で地方には来ないようだ」

最後に彼女は

「苦しんでいる人がいる。私も、医師を目指そうと思っている」と結んだ。胸が熱くなった。薬剤師、介護福祉士を目指したいという発表もあった。子どもたちは、この町を思い、将来に不安を感じながらも、医療・福祉の現場に思いを巡らせていた。

その後、そして数年後のこの子たちが、どんな道を歩んでいるかは分からない。けれど、違う道を歩いたって良いのだ。中学のときに感じた率直な思いを大切に、自分の将来の夢に向かって歩み続けて欲しい。

そのことが大人たちを元気にしてくれる。そして、私たち大人が、今をがんばれば、君たちが故郷に戻り、老いた人・弱い人を大切にする福祉の町を作ることができる。そんな夢をみながら頑張っていける。

子どもたちに「ありがとう」と小さく呟いて、とても幸せな気分で会場を出た。

夕暮れ、あちらの町、こちらの町から、笛太鼓、お囃子、子どもたちのかけ声が聞こえてくる

1ヵ月も前から、大人たちは会議と称する飲み会を開き、子どもたちは笛太鼓の練習を重ねて来た。いよいよ明日から3日間、姥神神社の祭りだ。俺たち、私たちの山車の前で直前の稽

古だ。すでに、子どもたちが集まっている。

「おーい、並べ、おまえら、順番教えたべや！」

「分～ん～ない」は小さな子たち。

「人の話はちゃんと聞け～。明日から本番だでー」は大きな子。

「はーい」「はーい」

「わーい、すいかだ」

「ちょっと待てー。まだ終わってないべや……、どーもなんないな、おめたち……」

小さい子どもたちの指導は、中学生のようだ。

学校医の私は気がついた。あれあれ、

「君には、学校健診で会いましたね。あの日は、みんなを笑わせて大騒ぎ。先生にしっかり怒られていた。今日は大したもんだお兄さん」

「あれ、とうさん、ここの町だったの！」

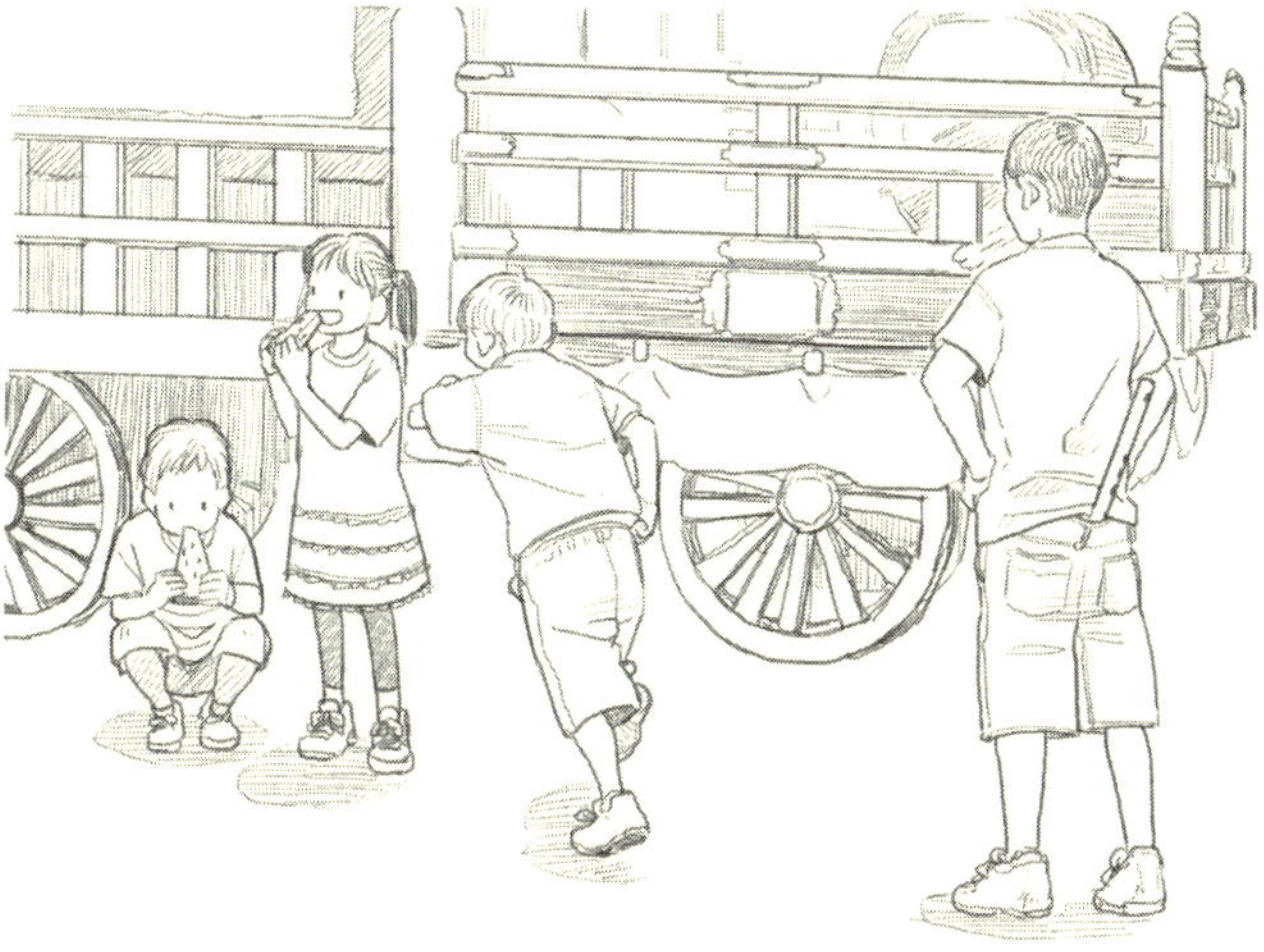

「いや、俺はここで無いけど、札幌に行った孫が小さい頃この町だったから。孫のつきあいも疲れるわ……まあでも、孫と一緒もたまにだからね……」

「先生、うちの前通ったら必ず声かけてよ、冷たいのを準備しているから……」

「ありがとう、大変だね、かあさんたちは……」

「ほんとに、楽しいのは男だけ。私らずっと台所に立ちっぱなしよ」

「月曜日になったら倒れてるよ、先生点滴に行ったらお願いね」

「先生、俺もね、昔は山車を仕切ったものだ、今は祝儀も出せない……」

「………」

「世の中、前と違うもの。祭りもつらいわ……」

様々な思いを乗せて、3日間の祭りが始まる前の日だ。

姥神神社祭り

沖縄のエイサーが大好きだった。テンポの速い、地の底から響くような太鼓の音を聞くと血が騒ぐ。でもエイサーに出ることができるのは、普段から地域で暮らし、一緒に村や町を作っている青年たちの特権だ。19歳で北海道に来た私には憧れだった。そんなこともあって江差の祭りに血が騒ぐ。

この地域には華やかな歴史があり、夕日の美しい自然があり、祭りがある。

祭り好きの江差の人たちは、年中夏の祭りのことを考えている。祭りに帰ってくるために、職場で認めてもらうために、仕事を一生懸命頑張るという。

7月かもめ島祭り、8月姥神神社祭り、9月江差追分全国大会、3つの祭りに全国の祭り好き、民謡好きが集う。何といっても函館、札幌、本州にいる息子や娘、可愛い孫たちがやってくるのが祭りの季節。

その昔、江差の町におりいばあさんがいた。神様からこの水を海に注ぎなさいと言われた。おりいばあさんが瓶の水を注いだら、何とそれから江差の海にニシンの大群が訪れるようになったと。お祭りは、おりいばあさんへのお礼と地域の繁栄を願って催されるそうだ。

まあ、昔の話はさておいて、今年も姥神大神宮渡御祭がやってきた。

診療所の医者、まだまだ年季も、地域貢献も足りないが、恐る恐る聞いてみた。

「私も羽織を着て良いでしょうか」ダメとは言わない。

「オシッ！　羽織を新調して、着られたし。さあー、出発だ」

1日目宵宮祭、我らが蛭子山が、中歌町を巡幸。2日目は、町中から集った13台の山車が下町全域を巡行する。みんなで綱を引きながらてくてく歩く。この場所はがん末期の彼女が人生を全うした所。数年前の今頃だった。

「何とか祭りを乗り切ったね」と喜んだ。みなさんの
「頑張って生きてくれてありがとう」の声がよみがえる。

これこれ、大丈夫？

「祝儀を渡さねば……」と、80歳も過ぎたセツさんが、杖をついて、おぼつかない足取りで家から出て来た。何度も転んだと言っていたでしょう。無茶だなーと思う。

3日目上町を巡行する。江差の人口が何倍にも増えて、1年間のクライマックスの日。山車が家々の前に止まると、青年たちが、鰊の仕事唄に端を発する漁師たちのかけ声であるきり声を披露する。この町の若者たちは、歌のうまい者だけが残っているのかと錯覚してしまう。何度聞いても胸にしみる。

「結構なお祭りで！」地域の先輩たちに案内してもらって家に入る。

「この家は俺の同級生だ。嫁が、息子が、孫が……」と教えてくれる。去年も聞いたが覚えきれない。

「おい、タカシ、おい、アイコ」小さい頃からの名前は、いくつになっても同じだ。家族のこと、仕事のこと、みんなの健康のこと、話は尽きないが

「山車が行ってしまった。次に行かねばなんない」そういって席を立つ。

祭りは家族だという。祭りはしきたりを伝えるのだという。人間の上下関係を教える。当たり前の生き方を伝える。診療所の医者は無知だから

「先生、神社さんが通るときは、帽子を脱いで！」しっかりお叱りを受けた。

若者たちは、力を込めて山車を引っ張り、夜が更けるにつれて踊り出す。

閉じこもっていた高齢者が、久しぶりに沿道に出て若者の引く山車をいつまでも眺めている。この地域の高齢者たちは、この町で死にたいと言う。そして古くなった家に居たいという。その理由のひとつが祭りでもある。

地元に仕事がなく、都会に行った子どもたちも、祭りには帰ってくるのだ。帰る家を、必死で守りたい。たば風と呼ばれる厳しい風と雪のなか、不安に負けそうになりながら、祭りに帰ってくる子どもと孫たちのために、家を守る老いた母がいる。

毎年のように人が減り、経済基盤が弱くなっていく地域のなかで、「いつまで祭りができるだろうか」なんて口には出さない。「祭りがあるから江差だべさ」祭りは、江差の前提なのだ。

夜が更けるに従って若者たちは叫び歌い、乱舞する。「祭りを終わらせるわけにはいかないんだ！」というような喧騒のなかで「3日間の巡行ご苦労さんでした」の祭り終了宣言が街中に響く。余韻を残しながら、帰り山の笛に乗って、太鼓をたたき、踊りながら各町に帰っていく。また来年だ。翌日、祭りの片付けをしながら、「来年の祭りまであと365日」と日めくりが始まる。

孫たちが、おばあちゃんの青春を届けてくれた

今度は、私の両親の話だ。

「話したくないことも、たくさんあるさ」と言いながら、母が話してくれたことがある。

大正13年、父が生まれた。昭和3年、母が生まれた。二人とも沖縄の南糸満で生まれ、それぞれの青春を、糸満で暮らしていた。父は、1945年沖縄戦が始まったころには本州にいた。父は、戦後もしばらく、家族はみんな玉砕したと思い込んで、本州で放浪の旅をしていた。や

がて、いとこと連絡が取れ、昭和24年に沖縄に帰った。

父と母は、昭和24年に結婚した。私たち5人の子を育て、孫ができ、誠実な夫婦として生きてきた。そしていま、母は、沖縄の85歳生年祝い（トゥシビー）を迎えることができた。

母は、小学生の頃、朝日新聞に載ったことがあるという。沖縄の娘たちが、「おばあちゃんの記録を探して欲しい」と北海道の孫（つまり私の子ども）に頼んだ。北海道の孫は生年祝いには参加できず、一生懸命に調べた。何日もかかって、沖縄県立図書館に掲載紙があることを突き止めた。

生年祝いの当日、沖縄に着いた孫が、沖縄県立図書館に行って記事を手にした。記事は、コピーされ、お祝いの席でみんなに披露された。サプライズだった。

朝日新聞はなんと1940年のもの。当時の沖縄県健康優良児発表の記事だった。そこには、沖縄全県から選ばれた6人の小学生の写真が掲載されていた。全員が、胸を張って前方を見つめている。分かる、分かる！　左真ん中のおかっぱがおばあちゃん。つまり私の母だ。きっと希望の明日を信じていたに違いない。

母は、幼い頃から元気な子だった。健康優良児に選ばれるほど、健康で学業も優秀だったが、貧乏で上の学校には行けなかった。しかも、新聞に載った翌年の１９４１年から戦争が始まった。やがて、敗色が濃くなる中、14歳から19歳までの少年少女までもが、戦争にかりだされることになった。まだ14歳の少女だった母も、沖縄陸軍の看護要員として集められ、兵隊さんたちの世話をする看護助手のようなことをしていた。もはや、看護、炊事、水汲みですら砲爆撃の合い間に行う危険な仕事だった。母は、ここで、大腿部に砲弾を受けてしまった。熱い火の塊をぶち込まれると同時に気を失い、何日も意識不明だった。その後も、激戦地を彷徨った。沖縄では、この戦争で２０万人が犠牲になった。見聞きした沢山の悲しみや苦しみを語ることなく

「戦争で、すべてを失った。思い出は頭の中にしかない」そう言い切る母だ。

小さい頃、その砲弾の傷跡を見せてもらったことがあった。辛かった。戦争が終わり、結婚して、基地の町嘉手納に移り住み、私たち5人の子を育てた。父と一緒に一生懸命働いた。考えてみると、母に、趣味なんてあったんだろうか。歳をとって、腰が曲がって、吐血して……。体がきつくなった。それでも頑張って85歳になった。

母は、孫たちが用意した新聞記事を見て言った。

「みんなが来てくれて、こんな記事を見つけてもらって、最高の贈り物だった」

祖母に、大切な青春の形見を届けた孫たちにとって、戦争の傷跡はあまりにも身近なものだった。

方言札～子どもの頃の風景

沖縄の人間なのに、沖縄のことを何も知らない。もう方言も忘れてしまった。

それなのに、ときどき、苦い記憶を思い出す。方言札だ。方言札は、かまぼこ板くらいの木札に紐を通したものだ。方言を話した生徒は、罰として首から下げさせられた。方言札は、小学校の前半期くらいまであったように記憶している。標準語励行が、みんなの努力目標だった。いつも
「方言を使った子を見たら、ちゃんと先生に言ってください」と言われていた。

「みなさん、方言を使わないように。沖縄の子たちは、学力が低いんです。標準語を使って、内地の人たちに負けないようにがんばりましょう」って言われていた。

私は、学級委員長をやっていた。自分でいうのもなんだが、真面目な子どもだった。正義感

に燃えていた。実際に言いつけたのは、たった1回だけだったと思うけれど、先生に報告したことがある。

「○○君が方言を使っていた」って。

その子は、翌日の全校の朝礼で、方言札を首から下げてみんなの前に押し出された。良いことだと思ってやったつもりだったけれど、何だか気がとがめた。方言札は、次に方言を使ってしまった子どもが出るまではずせない。みせしめそのものだった。子どもながらに涙が出て、つらくて、それからやめた。

あの頃は、本土の子たちが使う、標準語にあこがれていた。

「男のくせに、私と言ったり、女みたいな言い方だな……」なんて言いながら、あんな話し方が正しいと思っていた。本土から引っ越してきた子が立派に見えたり、一時的に本土に引っ越していた友人たちが標準語で話すようになって戻ってくると、みんなで感心したりした。でもその子たちもすぐまた方言に戻っていたけど。

まあー、そんなこともあってか、私自身は、沖縄で生まれたことを誇りに思ってなかったような気がする。

今の若い人たちが、誇りを持って方言を掘り起こしたり、郷土芸能に取り組んだり、新しい文化と古い文化の融合を図ろうとする様子に感心してしまう。

父さん大丈夫、一緒に遺影に写ろう

父が脳梗塞になり、左半身が麻痺した。幸いいつもお世話になっている中部協同病院に入院し、治療を受けることが出来た。退院を間近かにして、これからの暮らし方について話し合った。沖縄の娘たちにも、それぞれの暮らしと仕事がある。母も、高齢で体が弱くなった。

「どこで、どんな風に暮らしてもらおうかね」父はいないけど、いつものように食事会をし、これからのことを話し合った。

「さあ、だんだんに父さんがいなくなるときのことも考える時期に来たな」口には出さずとも、そんな空気も出て来た。母さんも、沖縄の子どもたちも、みんな一生懸命介護している。幸い父は、苦痛を訴えていないのが幸いだ。みんなの会話にも、前ほどの焦りや不安は聞こえない。

写真のことが話題になったときだった。

「遺影は明るい元気な顔が良いねえ」とか言って、母が写真を取り出した。数年前、母と二人で、笑顔で肩を組んでいる写真だ。

「良いね、それ」脳天気な長男である私は、なんとなく言った。

「せっかく良い顔で写っているし、いつ死んでも良いと言っているんだ。せっかくの良い写真を、半分に切るのももったいない。いっそ一緒に写ったまま、遺影にしたら良いんじゃない」

我ながらいい加減だと思ったが……。

「はっはっは」一瞬笑いが出て、それから急に静かになったような気がする。

自分で言ったのか、妹が言ったのか、「良いんじゃない」思いがけず賛同の声が上がった。

「良いんじゃない。その方が寂しくなく安心して残りの時間を暮らしていけるかも」

「お葬式の時に、長男から、心を込めて理由をちゃんと説明したら、みなさんも納得してくれるんじゃないの」

なんという家族だ。今病院で退院を望み、家族との暮らしを待っている本人の遺影が決まっ

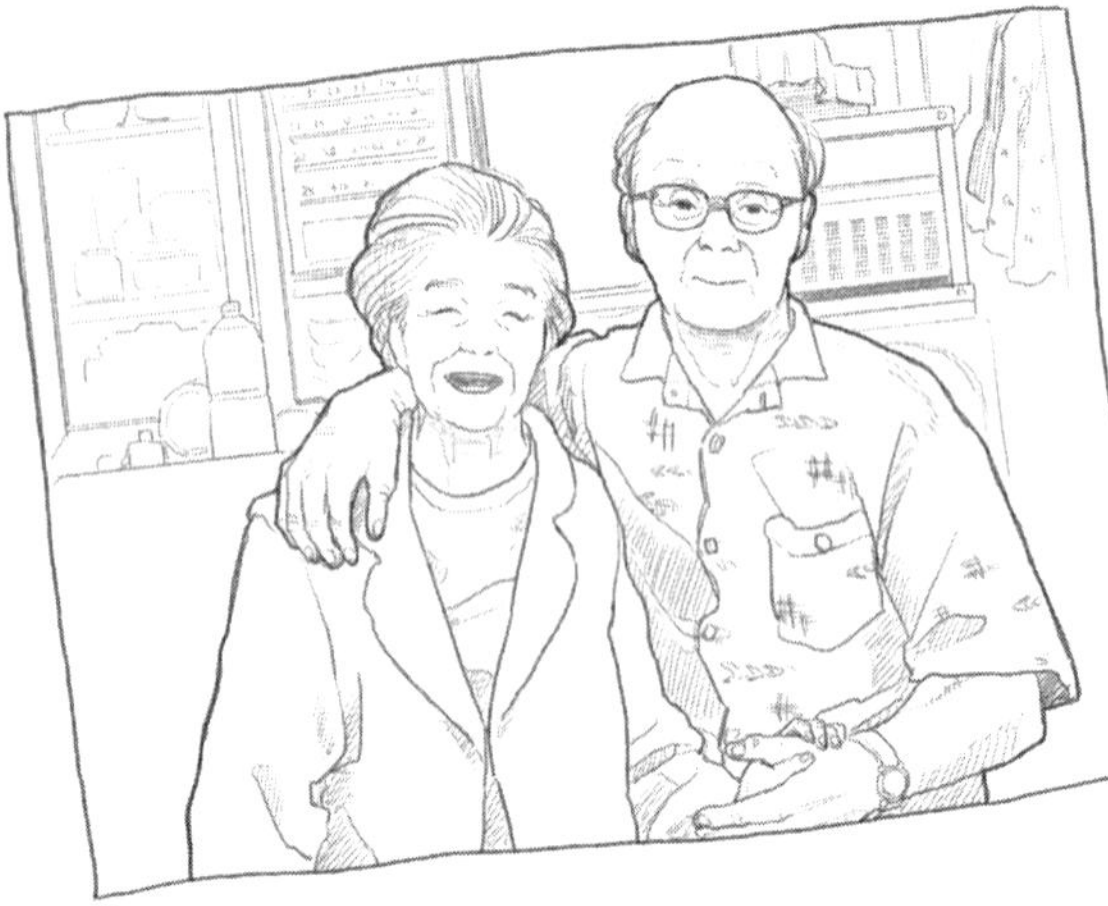

てしまった。その翌日だったか、孫たちも集まった。孫たちにも、これからの爺ちゃんの病状、暮らし方を聞いてもらった。そして遺影のことも話した。

「俺たちも、一緒に入れてもらうか」結局、子どもから孫たちまで、かなり賑やかな遺影になりそうだ。

父さん、良かったな。誠実で逞しく、戦後を生きぬいて来た父さんが、歳をとってから、一時すっかり気が弱くなって……

「死ぬのが寂しい、怖い」と言っていたよな。でも大丈夫。みんな一緒だ！　寂しくないぞ。

私の本土復帰40年

１９７２年（昭和47年）５月15日本土復帰。私は、その日を札幌の小さな下宿で迎えた。私が生まれたのは糸満、激戦地だった町だ。戦後５年の１９５０年に生まれた。今の実家は基地の町嘉手納だ。両親は仕事を求めて糸満を離れ、基地の町嘉手納に移り住んだ。

「新町自由市場」という畳ひとつふたつほどの小さな店と住宅の集合は「三丁目の夕日」のようだった。みんなが助けあい、貧乏でも、子ども心には、楽しい時代だった。財産は無かったが、誠実で努力家の両親の機転で、米兵相手の外人住宅を経営。私の学費を稼いでくれた。マスコミで報道される米兵の犯罪を聞きながら、いつも複雑だった。

私が物心ついた時には、嘉手納基地はすぐ側にあった。嘉手納の町には、米兵相手の歓楽街がたくさんあった。夜、米兵と沖縄の女性たちで、大賑わいだった。「ハーニー」と呼ばれる米兵の沖縄の恋人たちがいた。みんなお化粧をして華やかな服を着ていた。両親にも、何人かのハーニーの友だちがいた。彼女たちは、米兵と暮らしている家に、私たちを時々招待してくれた。バーベキューで、大きな鶏肉の塊を焼いてくれたり、甘いケーキを食べさせてくれたりした。招待してくれる米兵たちは、優しかった。こんな良い生活ができて羨ましいとも思ったが、結局ハーニーたちは、相手の米兵がアメリカに帰ってしまい、苦労することが多いと大人たちに聞かされた。小学校2〜3年の頃だったか、学校に来ない友だちに

「何で学校来ないの?」と聞いた。

「アメリカに、ガムを売っているから忙しい。ガムプリーズ・ガムプリーズと言うと買ってくれる」と言った。子どもでも働くんだと、びっくりした。そう言えば、フリムン（きちがい）と言われる人たちが、裸足、時に半裸で町の中を歩いていて、バカにされたり怖がられたりしていた。今思うと、戦争で精神が破壊された人たちだったのではあるまいか。

高校生の頃、ベトナムに出撃するための離陸したＢ52爆撃機が、嘉手納基地に墜落爆発した。いつもと違う体を揺さぶられるような爆音、基地の方向である南の空が真っ赤に染まった。両親は、戦争が始まったと確信した。

「死ぬときは家族一緒に」とばかり、子どもたちを居間に集めた。母親は、思いつめた表情で、なぜか衣服をたたんでいた。高校では、緊急集会があり、大人も子どもも一緒に「Ｂ52撤去!!」と叫びながらデモをした。


１９７０年パスポートを持って、北海道大学に入学した。琉球大学には、まだ医学部がなかった。国費学生という留学制度を利用した。

本土復帰の日、札幌の下宿でその日を迎えた。

「同じ国の人間になった。パスポートが要らなくなった。沖縄も車が左を走るんだ」と思ったものだ。60年代から70年代の安保闘争、北大のキャンパス内もいくつかの会派の学生たちが、それぞれ主張の激しい看板を立てていた。ヘルメットとゲバ棒に身をまとった友人たちがいた。

そのうち、世間を震撼させたあさま山荘事件、三島由紀夫の自決などの凄まじい事件が起きた。しかし、私は沖縄返還の是非を問われても、「同じ日本人になれる」という思い以外の感想を持てず、

「現地の沖縄の人は、大変だよね」と言われても答えられず、何も言えなかった。沖縄生まれということが、負い目でもあった。

祖国復帰の5月が過ぎると、暑い夏が来る。真っ青な空とエメラルドグリーンの海。沖縄の暑い夏に、真っ赤なハイビスカスの花が咲き乱れる。そして夏は「まだ終わらない戦争の夏」でもある。ハイビスカスは、戦争で沖縄の人たちが流した血の色だと言う人もいる。毎年6月23日は、沖縄は慰霊の日。牛島中将が自決して組織的戦闘は終わったとされる。しかし司令部壊滅を知らされなかった兵士たちが抵抗を続け、助かったはずの住民も犠牲になったと聞く。

そして、今また、危険な時代になった。

誰だって平和が良い。沖縄でも、基地反対を唱える人だけでは無いという現実も知っている。普天間基地の辺野古移設についても、反対の人だけではないという現実も知っている。しかし今、立場を確立できずに暮らしてきた私自身の思考を悔やんでいるときではない。

「積極的平和主義」などと言って、集団的自衛権を行使するという。平和のために秘密保護法だという。「国を守る、国民を守る」と声高に叫ぶ。叫ぶ人の心の中を見たわけではない。

しかし、結果として危機をあおり、国の内外の人々の心を挑発している。戦争で血を流すとは「人を殺せ、死ね」ということだ。

戦争で傷を負うことはどんなに苦しいことだろう。どんなに悲しいことだろう。医者である私は、医療設備のあるところ、薬剤のあるところで、身体的・精神的苦痛に直面した方々を治療してきた。全身の火傷が、骨を折ることが、いかに苦しいか。呼吸ができないことが、いかに苦しいかを見てきた。

あの患者さんたちの苦しみ以上の壮絶な苦しみが、治療設備のない、薬物のない、寄り添う人のいない生活空間で展開されるのだ。生き延びてきた沖縄の老いた人たちが言う。「内臓が飛び出し、脳が飛び出した。皮膚がただれ、傷にウジ虫がわく、死んだほうがまだ楽だというほどの苦しみだった」と。死んだ方がましとは、どれほどの苦しみか。戦場で発生した膨大な量の苦痛に医者の力は無力に等しい。

武器を持てば攻撃の対象になる。身を守ると言って、銃をもつアメリカ社会では、3万人もの人が銃で死ぬと言う。正義の戦いだと言って、他国を攻撃したアメリカ社会が、テロの攻撃に怯えている。

戦後、憲法の下で攻撃しない日本は攻撃されなかった。そこに、その経過、その事実に頼るべきではないか。

中村哲さんを知っているだろうか？　中村哲さんは、アフガニスタンで地道に井戸を掘って、地域の人の命と健康を守り続けている偉大な医師だ。彼が言う。

「日本人である私たちは、危険なアフガニスタンで攻撃されずに活動を続けることができた。戦争が可能な自衛隊が来たら、この国の人たちは日本人を敵対視する。そうなれば、危険だ。もはや、私も逃げるしかない。私にも家族がいる」と。

普天間基地の負担軽減と称して辺野古の海に、１００年も２００年も続くと言われる基地建設を強引に進めている。全国一貧しい沖縄に、巨額の振興策を提示する。沖縄の人たちも、生きていかねばならない。賛成する人がいるのは無理もない。やめて欲しい。ほんとうにやめてほしい。沖縄の人間同士で憎みあいたくない。

北の故郷、江差にも影響はある。戦争体制・非日常の体制に入ったら、医療・福祉は切り捨てられる。戦争は、金がかかる。あらゆる政治課題よりも、国を守ることこそ優先される。江差・南桧山のような地域は、さらに置き去りにされる。地域のみなさんの地道な努力なんか、あっさり吹き飛ばされてしまう。

私自身の戦後40年。

北と南の故郷、子どもたち、孫たち、お世話になった人たちへの誠意がいま問われている。

おわりに

久しぶりに赴任した診療所での出来事、尊敬する人々のことを書きためた原稿が、思いがけず日の目を見ることになった。みなさんに背を押され、出版の運びとなったのだ。

長くこの地域で頑張っている地域の先生たち、医療・介護に関わる多くの人たちがいる中、「おこがましい」「僭越だ」とか思いながら、実はとても嬉しい。

しかし、改めて内容を振り返ってみると、特に優れた結果を成し遂げたわけでも、何か大きな数値が上がったわけでもない。書いたのは、今のこの国の日常そのものだ。でも、だからこそ、私たちの周りの普通の人たち、多くの慎ましく暮らす人たちの思い、営みがこれほどに重いものであり、素晴らしいものだということが言いたくて書いた。

読んでくれた人たちが、「そう、そう、うちの地域もそうだよ」「同じだ」「こんな工夫もあるんだ！」と言ってくれるような気がする。少しでも参考になれば、この上ない喜びだ。

この国の人口増は、すでにピークを過ぎて減少傾向に入った。団塊世代が75歳を迎える２０２５年が大きな課題になっている。

限界集落も、全国で増加している。故郷に住めなくなる時代がやってきた。診療所のある江差・南檜山もやっぱりそうだ。先日は、70年間地域の人々を運び続けてくれた江差線が廃止された。周囲の町は、さらに人が少なくなり、地域経済は縮小。少子高齢化は、ますます進行する。

そんな地域で、たった17床の入院ベッドの廃止は、今後の暮らしにかかわる重要な問題だった。この入院ベッドの廃止を巡って、仲の良かった地域の人たちとの間に、大きな溝ができるのではないか？　大切な友人・先輩たちを失うことにはならないか？　との不安でいっぱいになっていた。

幸い彼らは、揃って誠実だった。地域の先生たち、あちこちで頑張る地域医療の実践家たち、若い研修医たち、みんなに教えられ、助けられた。「今の時代の医療・介護・町づくり」を教えてもらった。

生産活動や経済が小さくなっていく地域で、若者は仕事を求めて都会に行く。

一人暮らしの高齢者の孤独は募り、高齢者たちは介護ができる施設に移って行く。施設の職員たちの献身的な頑張りで、高齢者たちはそこを終の住家と受け止めて暮らすようになった。

さらに老いてくると、食べることができなくなり、胃に管をいれるか、入れないかの重大な選択が待っている。

そして人生の最期が近づいてくる。最後は、病院か？　施設か？　そして家か？　選択が必要になってくるのだ。多くの高齢者は、まだそこまでは考えていない。

診療所の医者は、いずれやって来る最後の暮らしに向けて「もっと歳をとったらどうする？」と聞く。実は本人が望むような最後の人生を支えるのは結構大変だ。社会の様相も家族のあり方も大きく変わった今の時代、一人一人の生き方も多様になり、死に方も多様になった。現実には多様な人生を選べないことが多い。どこでも、その人にその時期に相応しい最期を送らせてあげたい。けれども、選択肢はどうも限られている。

一律である必要はない。その人にあった、その地域にあった、その努力に相応しい生き方・終わり方をしてほしい。私には、それができないのがつらいのだ。せめてなにが今よりは良いのか、一緒に考え、寄り添い、お互いに助け合おうと思いながら地域の人たちと日々の活動を進めてきた。

気がつくと、すでに地域の人たちには、絆を大切にする活動があった。ずっと、昔からの助け合う仕組みがあった。行政は組織的な活動を開始していた。診療所のベッドをなくした私たちも、せめてそこに参加させてもらうようになった。

医療や介護職員さんたちの連携を通した地域づくりは、少しいい方向に向き始め、安心して、その人らしく暮らす地域づくりができると思えるようになってきた。

若い研修医、医学生たちに救われた気がする。

「先生、江差良いっすね」「先生勉強になった」「先生、また来ます」何度この言葉に励まされたことか。彼らの報告も、この本で、ずい分使わせてもらった。

「っおし！　俺も頑張ろう」と思ったことか。

青年たちは良い。青年や幼子のたくさんいる地域にしたい。一方、それは今のこの国の進み方からすると、難しいことも自覚している。まあ良いさ。歳をとったものだけでも仲良く暮らして行こう、お互い助け合っていこう。そう思うようになった。とはいえ、私たちの、医療や介護職員さんたちとの連携を通した地域づくりも緒についたばかり。医療や介護の縮小、よりコストの低い方に医療・介護を担わせようとする医療改革もすすめられつつあるが、だからこそ孤立しているお年寄りや家族を、医療・福祉で支えたい。医療最前線での取り組みや努力はさらに続くことになるだろう。

医者だから、経験できたことは多い。つくづく医者は、いや、私は幸せな存在だと思う。この本を出させてもらったことも、嬉しいことだ。

・きっかけは、先輩の畑中医師が、「イカポッポウ」という医報に、「江差のことを書いてよ」と勧めてくれたことだ。これを機に、日々の出来事を書きだすようになったのだ。畑中医師には、この場を借りて、感謝申し上げたい。

・患者さんたち、地域の人たちに感謝したい。30年前も、今も、「先生ありがとう」という変わらない言葉に、どれだけ励まされてきたことか。私を、医師として育ててくれたのは、みなさんだ。

・道立病院、それぞれの地域の病院の院長をはじめ、先生たちに感謝したい。先生たちのおかげで安心して仕事ができた。

・いまも、地域ぐるみの医療を目指して、連携を強めてくれている医療・介護の仲間に感謝したい。

・もちろん、診療所のスタッフには、何回お礼を言っても足りない。幾重にも感謝したい。

・登場してくれた方たち、研修医、学生さんたちに感謝したい。みんなを登場させたかったけれど、この本の構成上選ばなければいけないのは残念だった。

・「本を出そうよ」と、自分のことのように、編集委員会を組織してくれた同僚たちに感謝したい。みなさんがいたから、本書は生まれた。

「今度はみんなで書いて、本を出したいね」って誰かが言っている。ほれまた、夢のような話。きりが無いからこの程度にしておこう。

まとめて、みなさんほんとうにありがとうございました。

そして、これからもよろしくお願いします。

最後の最後に、今更だが、出来の悪い息子を支えてくれた両親と沖縄、いつも私を気遣ってくれる北海道の家族に衷心から感謝しておこう。

「ここで一緒に暮らそうよ」によせて

平井愛山（千葉県循環器病センター理事・元千葉県立東金病院院長）

この本は、畏友、大城忠先生が20余年前に、道南の江差診療所の初代所長として赴任されてから、今日まで江差の地域医療を支えて来たその歩みを、患者さんと地域に注がれるあたたかいまなざしと優しい語り口でまとめられたとても素晴らしい本です。

この本は、地域とともに生きてきた一人の医師の味わい深い物語であると同時に、少子高齢化が進む医療過疎地にあって、これから地域の人々が力を合わせて、どのように地域の医療の課題を解決して次世代に引き継いで言ったら良いのか、たくさんのヒントが隠された『地域医療の玉手箱』でもあります。

我が国は、世界でトップクラスの平均寿命を誇る一方、今から10年前に生産年齢人口がピークを過ぎて、いよいよ少子高齢化の時代が本番になって来ました。一方、糖尿病をはじめとする慢性疾患が、医療サービスの対象の大部分を占めるようになり、一人で複数の慢性疾患を持ったお年寄りが、加齢と慢性疾患の重症化により介護を必要とする状況になっています。こうした我が国の人口構造と疾病構造の大きな変化を踏まえて、この4月から国が本格的な導入に踏み切ったのが『地域包括ケア』という、一人多病の高齢者を地域ぐるみで支え、地域の医療を守り継続する為の仕組みです。

大城先生は、雪の降らない南の国・沖縄のご出身で、雪にあこがれて厳寒の地である北海道大学医学部に入学され、苦学生として、厳冬期のラーメンの出前始め北国の冬の中で自己研鑽され、卒業後は、函館での病院勤務を経て、江差に診療所を開設されました。

江差は、かつて北前船による日本海航路が海運・物流のメインルートであった時代に、『江差の5月は、江戸にもない』と言われ、鰊を始めとする豊かな北の海の幸に代表される蝦夷地の一大交易拠点として栄え、豊かな文化の伝統は今にも残っています。その代表が、300年以上も続いている北海道で最も古い姥神大神宮渡御祭です。この本にも書かれているように、姥神大神宮渡御祭は地域の人々の心の支えであると同時に、地域の結束力・地域のきずなのシンボルでもあります。

私が、大城先生にはじめて出会ったのは、大阪で開かれたプライマリケア連合学会の生涯教育セミナーで、私が担当した糖尿病とインスリン療法のセッションでした。先生は、熱いこころで北海道の地域医療に全力で取り組まれ、ヒトとヒトのきずなをとても大切にされて、日々地域の患者さんの為に御尽力されるその姿勢に、深い感銘を覚えました。その後、縁あって江差町を含む南檜山地域の保健師さんたちとの糖尿病重症化予防の勉強会で、江差を訪れる機会が出来て、大城先生と再会することができました。

本書に取り上げられているように、小生が江差を訪ねるようになった時期、道立病院の医師不足が深刻化し、地域の中核である道立病院を守るべく、地域の医療関係者が一丸となって地域を支える、地域医療連携の体制づくりが大きな課題になっていました。小生は、それまで千葉県九十九里沿岸部の県立病院長として、病院と診療所の医療連携づくりには10年以上の経験があったので、早速江差のみなさんのお手伝いをすることになりました。

私が、九十九里沿岸地域にある県立東金病院の院長に赴任したのは、今から16年前の平成10年4月の事でした。九十九里地域は、かつては、江差と同様に鰯を始めとする海の幸で大いに栄えた地域でしたが、最近は医師不足で大変苦労している医療過疎地域のひとつです。県立病院の院長として最初に取り組んだのは、地域の医療関係者との顔の見える関係をつくることで、単なる挨拶回りではなく、地元医師会の先生方の診療所を一軒一軒訪ねて、じっくりお話を伺う機会を重ねて行きました。地元の医師会長とは、同じ内科医として意気投合することも多く、救急患者の受け入れ体制を整備すると共に、診療所から受け入れた救急患者のケースカンファレンスなど地域の医師会の先生方との勉強会の話が順調に進み、着任の翌月には定期的な症例検討会を始めることができました。こうした地道な取り組みを重ねていった結果、地域の医療関係者との顔の見える関係づくりがすすみ、やがて全国に名を知られた地域医療連携の先進モデルである『わかしお医療ネットワーク』に発展して行きました。今後、江差地域のみな様には、この『わかしお医療ネットワーク』で培った様々な地域医療連携のノウハウを提供して参りますので、大城先生が示された江差地域の課題解決にいささかでも貢献できれば幸いです。

一方、私が九十九里で地域医療連携と平行して、全力で取り組んだことは、『地域で医師を育てる』を合い言葉に、地域と協働して若手医師を育てる体制を整備する事でした。この取り組みを通じて、本書で大城先生が書かれているように、私も、『どんな地域の医療機関にも、必ず若手医師を育てるのに役立つ教育研修資源がある』事を学びました。平成14年からは、県立病院群方式での初期研修システムを立ち上げると共に、平成15年からは、『初期研修終了後、県立病院群で専門医を育てる』を合い言葉に、全国に先駆けて県立病院群の後期レジデントシステムを立ち上げました。

平成16年にスタートした新医師臨床研修制度は、全国規模で大学病院の若手医師不足を招くことになり、九十九里沿岸部の公立病院では、軒並み勤務医不足が急激に進行し、地域医療崩壊の状況となりました。平成18年9月には、東金病院の勤務医不足は、とくに内科において最も厳しい状態となり、内科勤務医は院長と常勤内科医のわずか2名となり、閉院につながりかねない危機的状況となりました。この地域医療にとって最大の危機を乗り切るのに大きな助けとなったのが、県立病院群の初期研修・後期研修システムでした。この『地域で医師を育てる』取り組みが結果的に奏功し、後期レジデントが次第に集まりはじめ、東金病院の内科勤務医数は年を追って順調に増加し、内科部門の再生を軌道に乗せることができました。

高齢化が進む江差地域では、大城先生が書かれた様に、祭りに代表される地域の密なきずながあります。自分たちでこの地域を守り支えてゆこう、という江差地域の日々の医療実践の中に、実はこれからの高齢者医療を担ってゆく若手医師が学ぶことが出来る多くの『宝物』があるのです。今後、地域のみんなで知恵を出し合って、この『宝物』を、初期研修・後期研修のプログラムに作り上げて行く事が求められています。特に強調したいことは、地域の医療資源や医療財源が限られている医療過疎地域で、これからの大きなテーマになるのは、糖尿病をはじめとする慢性疾患の重症化予防です。江差を始めとする南檜山地域は、北海道の中でも、糖尿病が原因で透析になる患者さんが多く、糖尿病の医療費も道内では高額の部類に入ります。その理由の一つとして、江差地域では、塩分の摂取量が道内で最も多い事が指摘されています。このままでは地域の医療が持たない！という危機感が人々を動かし、今、江差では、地域ぐるみで糖尿病の重症化を防ごうという新たな取り組みがはじまっています。

私は、江差の風土と文化、そしてそこにすむ人々に惹かれ、本書のタイトルを『ここで一緒に暮らそうよ』とされた大城先生の実践者としての姿勢に深い共感を覚えると共に、この江差でこそ、地域包括ケアや地域ぐるみの糖尿病重症化予防の先進モデルができるのではないかと、これからの江差のみなさんの取り組みの展開を大いに期待しています。

二〇一四年九月吉日

●著者紹介　大城　忠

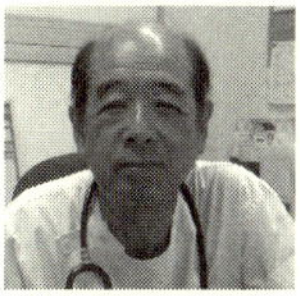

道南勤医協江差診療所所長、日本プライマリ・ケア連合学会認定医・指導医

1950年4月沖縄県糸満市生まれ、基地の町嘉手納で育った。

1970年沖縄県立読谷高校卒業

1970年北海道大学医学部入学

1980年北海道勤医協入職

1982年道南勤医協函館稜北病院で研修

1986年道南勤医協江差診療所開設時に3年半所長として勤務

その後道南勤医協函館稜北病院、八雲ユーラップ医院などで勤務

2007年江差診療所再赴任、診療所の入院機能の廃止をきっかけに、従来以上に訪問診療、医療連携などに力を入れるようになった。地域の人々、研修医・医学生との付き合いから日々の出来事を記録するようになった。

「ここで一緒に暮らそうよ」
〜地域包括ケア時代へのメッセージ〜

2014年10月26日　初版第1刷発行
著　者　大城　忠
発行者　比留川　洋
株式会社　本の泉社
〒113-0033　東京都文京区本郷2-25-6
電話（03）5800-8494　FAX（03）5800-5353
印　刷　音羽印刷株式会社
製　本　株式会社　村上製本所
ISBN978-4-7807-1191-2　C0047
